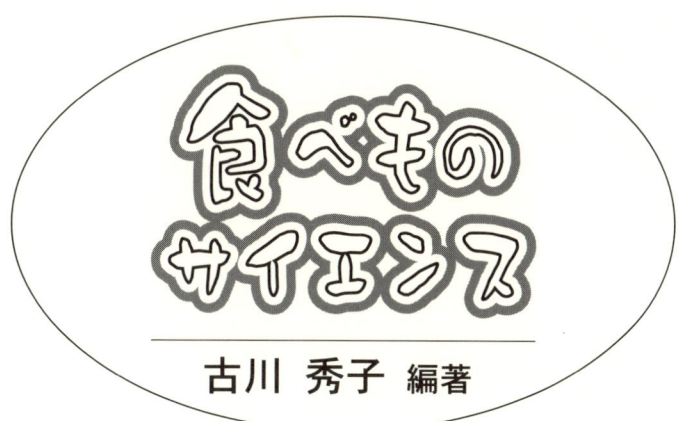

古川　秀子　編著

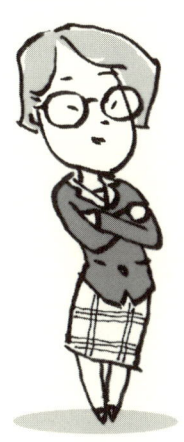

幸書房

【執筆者紹介】 ① 出身校・学部,資格,② 職歴,③ 著書

〈編著者〉
古川 秀子(フルカワ ヒデコ)
① 日本女子大学 家政学部卒業 農学博士
② 武庫川女子大学 生活環境学部教授
　生活情報学科(2003.4月より情報メディア学科に改称)にて「食の科学」,「栄養学」,「食生活論」,「官能評価概論」など食生活情報に関わる科目を担当
③ 「おいしさを測る」(幸書房),「食品総合辞典」共著(丸善),「調理学」共著(化学同人) など

〈執筆者〉
有村 浩子(アリムラ ヒロコ)
① 長崎大学 薬学部卒業 薬剤師,ISO 9000 審査員補
② 食品会社の品質保証部にて商品開発アセスメントや品質保証業務に従事(専任課長).現在フリーの立場で品質マネジメントシステム(ISO 9000)の構築および推進,食品表示などのコンサルタント業務に従事
③ 「食品の警告表示 実例資料集」共著(サイエンスフォーラム)

岩崎 百合子(イワサキ ユリコ)
① 女子栄養大学 短期大学部食物栄養学科卒業
② 調理研究家
　食品会社の商品開発研究部にて商品開発およびその利用研究に従事.現在調理を科学する料理教室を主宰.傍ら外部講習会の講師を歴任.その他クッキングコンサルタント,メニューアドバイザーなどを行っている

海老沢 弘子(エビサワ ヒロコ)
① 実践女子大学 家政学部(現 生活科学部)卒業 管理栄養士
② 食品会社の広報部にて食生活情報誌を出版.また幅広い公聴活動を通し,得られたナマの声を食品開発業務に活用.現在フリーの立場で食品開発やメニュー提案,栄養指導などを行っている

はじめに

『教師になって最も苦労した授業科目は「食の科学」。理系離れしたといわれる今日，学生の気質も知らずに教壇に立ちました．授業中は私語が多く，講義をまじめに聞いている学生は半数もいません．何度注意をしたことか．一瞬静かになりますが，すぐにおしゃべり．まるですずめの学校です．こういう状態が続き，学期末を迎えました．授業アンケート調査（受講生が講義内容を評価するアンケート）結果を見て「あっ，そうだったのか！」．いろいろ教えられ，素直に反省しました．学生に心から感謝です．これをきっかけに授業の初日には食品に関して疑問に思うことを聞き出しました』．

これは武庫川学院発行の「学園通信」に掲載された自著『学生からの贈り物』の引用で，教師1年目の感想です．実は，この度出版の「食べものサイエンス」は学生の疑問を授業で説明した内容をまとめたもので，まさに「学生からの贈り物」なのです．この一件で分かったことは，学生は理論が理解できないのではなく興味がないので聞く耳を持たない．しかし実生活など身近な事象と結びつけ，どのような場に応用されているのかを話すことによりはじめて授業に興味を示し，理解が深まるのだと言うことです．また食品添加物の話題にしても「高校時代，家庭科で習ったが食品添加物は体に悪いと言うことしか聞いていない．有用性，安全性の話ははじめて聞く．」という意見も散見します．いかに偏った教育を受けているかを知った次第です．

授業でのQ＆Aは手元にたくさんあるのですが，「話す」ことは簡単であっても実際に「書く」となると，さらに内容を究め，最新情報を伝えるべきだという認識のもと，なかなか筆が進みません．そこで有村さんらのご支援をいただき，まずは51問をまとめました．また改めて追加する予定です．

さて最近，食に関するTV番組が人気とか．「食べる楽しみはつくる楽しみ」ともいいますが「……見る楽しみ」に変わってしまったのでしょうか．

それ以上に懸念することは氾濫する食情報の中から正しい知識を受信・発信することが出来るか否かと言うことです．そこで本書が，これから食品分野で学ぼうとする学生の予備知識として，また食に関心のある一般の方々にも知見を広めるお役に立てば幸いです．なお内容の理解を深めるために平易な表現で書くことを心がけたつもりです．

　終わりに，本文中に記した参考資料以外にもたくさんの方々から貴重な資料のご提供を頂きました．ここに厚くお礼申し上げます．また本書出版にあたりいろいろお世話になった幸書房の夏野雅博氏に心から感謝の意を表します．

　2003年3月

古　川　秀　子

目　　次

1.　水 ……………………………………………………………1
　Q 1　水道水がまずくなったわけは？………………………………2
　Q 2　ミネラルウオーターってどんな水？…………………………6
　Q 3　家庭の冷蔵庫で透明な氷を作るには？………………………9

2.　野　　菜 ……………………………………………………11
　Q 4　緑黄色野菜の色の基準はなに，また体によいわけは？……12
　Q 5　野菜の色素はなに，また色をきれいに出す料理法は？……16

3.　穀　　類 ……………………………………………………21
　Q 6　小麦粉の「強力粉」とはなにが強力？………………………22
　Q 7　うどん，中華めん，マカロニの原料の違いは？……………25
　Q 8　米の銘柄と品質の違いは？……………………………………28
　Q 9　タイ米のご飯がパサパサするのはなぜ？……………………33

4.　乳製品・油脂製品 …………………………………………37
　Q 10　牛乳を飲むとお腹がゴロゴロするわけは？…………………38
　Q 11　「油」と「脂」の違いは？……………………………………41
　Q 12　バターとマーガリンの違いは？………………………………45

5. 発酵食品 ……………………………………………… 49

   Q 13　微生物によって発酵食品が出来たり，食品が腐ったりと，
         その違いは？ ……………………………………………… 50
   Q 14　納豆のネバネバはなに，また納豆が体によいわけは？ ……… 53
   Q 15　ワインにはなぜ「赤」と「白」があるの？ ………………… 59

6. だし・調味料，調理・調理器具 ……………… 63

   Q 16　「だし」といえば，なぜコンブとかつお節なの？ ………… 64
   Q 17　「うま味調味料」ってなに？ ………………………………… 67
   Q 18　「赤みそ」と「白みそ」の違いは？ ………………………… 70
   Q 19　「濃口しょうゆ」と「淡口しょうゆ」の違いは？ ………… 73
   Q 20　「アク」の正体はなに？ ……………………………………… 76
   Q 21　温泉卵の卵白が卵黄より軟らかいわけは？ ………………… 80
   Q 22　果物で作るジャムがゼリー状になるわけは？ ……………… 84
   Q 23　圧力鍋はなぜ短時間で調理できるの？ ……………………… 87
   Q 24　炊飯器の電源 ON だけで，ご飯が炊けるのは？ …………… 92

7. 栄養成分 ……………………………………………… 97

   Q 25　ミネラルってなに，またその効用は？ ……………………… 98
   Q 26　アミノ酸ってどういうもの？ ……………………………… 103
   Q 27　たんぱく質って一体どんなもの？ ………………………… 106
   Q 28　スポーツ界話題のアミノ酸飲料の効果は？ ……………… 110
   Q 29　大豆や卵，牛乳などのたんぱく質が体によいわけは？ … 114
   Q 30　栄養素でない食物繊維が体によいわけは？ ……………… 117
   Q 31　特定保健用食品ってどういうもの？ ……………………… 123
   Q 32　栄養機能食品ってどういうもの？ ………………………… 125

8. 食品の腐敗と保存 …………………………………………………131
- Q 33 食べものはなぜ腐るの？ ………………………………132
- Q 34 食中毒が起こる原因は？ ………………………………138
- Q 35 食品の保存性を高める方法は？ ………………………142
- Q 36 ジャムが日持ちするわけは？ …………………………146
- Q 37 野菜に塩をふると「しんなり」するわけは？ ………149

9. 食品添加物など …………………………………………………153
- Q 38 食品添加物ってどんなもの？ …………………………154
- Q 39 食品添加物の健康に対する影響は？ …………………160
- Q 40 遺伝子組換え食品ってどういうもの？ ………………162

10. 食品の表示 ……………………………………………………165
- Q 41 食品の表示の制度にはどんなものがあるの？ ………166
- Q 42 JAS 法の食品表示の改正点は？ ………………………171
- Q 43 遺伝子組換え食品の表示は？ …………………………176
- Q 44 消費期限，賞味期限，品質保持期限の違いは？ ……180
- Q 45 加工食品の表示にある「調味料（アミノ酸）」というのはなに？ ……………………………………………………184
- Q 46 栄養成分の表示のルールは？ …………………………188
- Q 47 「カロリーゼロ」の飲料が甘いのはなぜ？ …………191
- Q 48 「低脂肪」，「高カルシウム」などの表示のルールは？ ………194
- Q 49 栄養成分表示の「炭水化物」，「糖質」や「糖類」などの違いは？ …………………………………………………197
- Q 50 HACCP システムってどういうもの？ ………………200
- Q 51 食品に付いているいろいろなマークの意味は？ ……203

1. 水

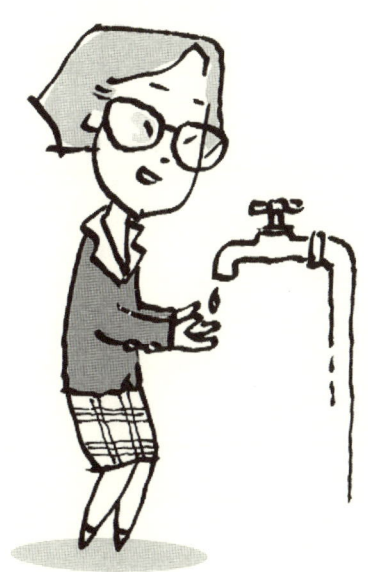

Q1 水道水がまずくなったわけは？

今では生水（水道水）を飲む人は少なくなりました．昔は駅や公園，学校などで水道の蛇口に口を付けてゴクゴクとおいしそうに水を飲む姿をよく見かけたものです．最近，家庭でもミネラルウオーターやペットボトル入り飲料を飲用し，生水を口にすることは少なくなりました．加熱料理にさえミネラルウオーターを使う人もいるとか．このような光景は水がまずくなったことの現れかもしれません．では，水はどのようにして家庭に送られるかを整理してみましょう（図1-1）．

この図からも分かるように，浄水場に送られてくる水（原水）がきれいであるならば飲料水にするための化学的処理は少なくなります．しかし原水が汚染されていると安全な水を供給するためにいろいろな化学処理をせざるを

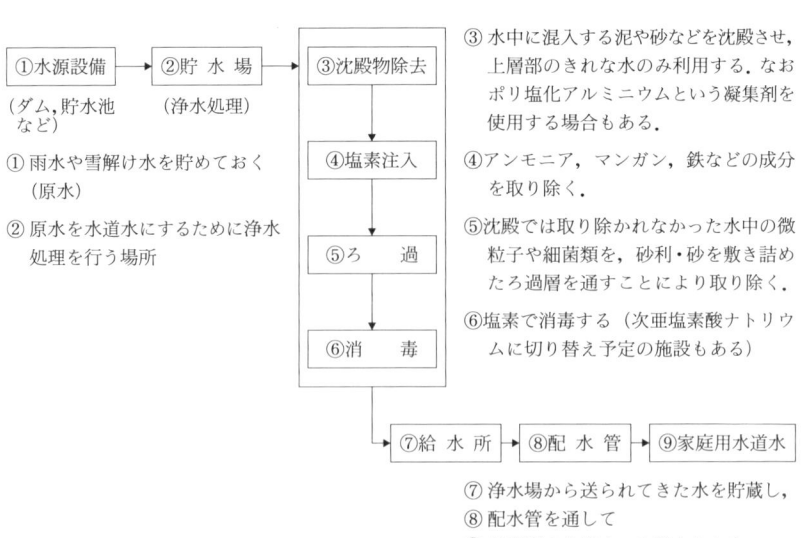

図1-1 水道水のできるまで

得なくなります．生活環境の変化により水源は昔に比べるとかなり汚染されているのです．例えば，昔は田畑などの肥料に使用していた屎尿(しにょう)は今ではトイレの水洗化により川へ流されます．また，洗濯機の普及による洗濯回数の増加，豊食による皿枚数の増加などにより洗剤量も増え，その排水が川に流されるなど汚染原因はいろいろあります．このように汚染された原水をきれいにするため浄水場ではいろいろな手段が講じられています．

1) 水の浄化法―急速ろ過―

水をきれいにするための最も簡単な方法は急速ろ過法です．その名のとおり，短時間で水中の浮遊物や濁りなどを除去し，見た目にはきれいな水になります．しかし水に溶けこんでいる物質，例えば洗剤の成分やアンモニア，マンガン，そしてにおい成分などの一部は残ってしまいます．また細菌も完全には除去されません．昔の水は原水がそれほど汚染されていないので，この方法で十分きれいな水を家庭へ配水できたのです．

2) 塩素消毒

急速ろ過法だけではきれいな水とはいえないので，次に考えられたのが塩素で水を消毒するという方法です．塩素（Cl_2）は殺菌や漂白の働きがあり，水を処理する前（前塩素処理）と後（消毒）の2回に分けて入れます．前塩素処理はアンモニアやマンガン，鉄などを取り除くためです．後に入れる塩素は，水が各家庭に届く間に微生物による汚染が進まないよう安全確保のためです．

多くの浄水場では現在この2つの方法で水の浄化をしています．しかし塩素の使用にはいくつかの問題点が派生しています．

(1) 三塩化窒素（カルキ臭の原因物質）の生成

おいしい水をつくるために使用した塩素が，実は生水をまずくする要因になっているのです．水道水がまずいという理由の1つにカルキ臭が挙げられます．このカルキ臭は塩素のにおいと思っている人がいますが，これは塩素

のにおいではありません。浄化水に含まれるアンモニアに塩素が結合すると三塩化窒素（NCl_3）という刺激臭のある物質がつくられます。これが一般にいわれるカルキ臭の原因物質です。アンモニアは前記の浄化法では完全に取り除くことは不可能で、水道水には多かれ少なかれこのカルキ臭は残っています。

(2) トリハロメタン（発ガン物質）の生成

さらにもう1つの問題があります。それは塩素に由来するトリハロメタンの生成です。前塩素処理として使用した塩素が水中のフミン質と結合してトリハロメタンという物質ができてしまうのです。フミン質というのは、水中の微生物では分解しきれない有機物のことです。一般には水中に微生物が多く生息し、水中の酸素を使って汚濁物を分解し、浄化する働きをしています。しかし汚濁物が多くなりすぎると分解が間に合わず、有機物が残るためトリハロメタンができるのです。トリハロメタンというのは有機物であるメタン（CH_4）の水素原子のうちの3個の水素が塩素（Cl）や臭素（Br）などのハロゲン元素に置換された化合物のことで、発ガン性があるといわれています。例えばクロロホルム（$CHCl_3$）、ブロモジクロロメタン（$CHBrCl_2$）、ジブロモクロロメタン（$CHBr_2Cl$）、ブロモホルム（$CHBr_3$）などがあります。したがって、家庭の水道水中に含まれる総トリハロメタン量は0.1mg/L以下となるよう法律で定められています。

以上のことから浄水のために使用される塩素は安全であるとはいえません。しかし、家庭で使う水の安全性を高めるにはどうしても塩素を使用せざるを得ないのが現状のようです。そこで水道法（平成4年12月）では水道中の残留塩素量の上限を1ppm（1mg/L）と定めています。浄水場の水がきれいであれば塩素の使用量は少なくてすみ、水道中の残存量も少なくなります。当然ことながら浄水場の水が汚ければ塩素の残存量は多くなり、三塩化窒素が多くカルキ臭の強い水になるのです。

最近では、さらにきれいな水をつくるための処理法として高度浄水処理を行っている浄水場もあります。これはオゾン処理と生物活性炭吸着処理を併用した方法です。オゾン処理は、におい物質やトリハロメタンの原因物質な

どをオゾンの強力な酸化力を利用して分解させる方法です．また，生物活性炭吸着処理は，活性炭の吸着作用と活性炭に付着した微生物の分解作用を利用して汚濁物質を処理する方法です．

　前にも述べたように，水がまずくなった理由は生活排水が原因と考えられます．「環境にやさしい商品」の中には排水を配慮したものもあります．おいしい水が飲みたかったら生活者1人1人がきれいな水の排水を考えることが先決かもしれません．

参考資料

1) 小島貞男：水道水，大空 出版 (1997)
2) 東京都水道局編：東京の水道 (2002)

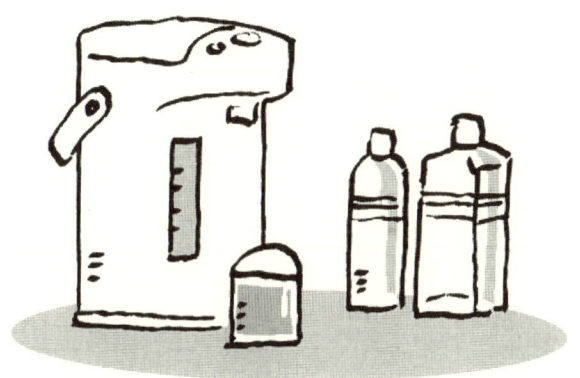

Q2 ミネラルウオーターってどんな水？

　スーパーなどで見かける多くのミネラルウオーターは，ミネラルを添加しているのではなく，ミネラル豊富な自然の原水をもとにつくられています．すなわち，特定のミネラルリッチな水源から採取した水をろ過，加熱殺菌したものです（図1-2）．水道水のような化学的処理（Q1）は行っていません．ただし，製品のバラツキを少なくするために微調整としてミネラルを添加する場合もあります．

　ミネラルウオーターと言ってもその種類はいろいろあって，農林水産省では表1-1のように分類・規定しています．

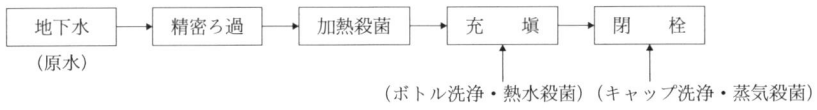

図1-2　ミネラルウオーターの製造法

　市販されているミネラルウオーターのパッケージには，採水地，ミネラル量，硬度などが表示されています（図1-3）．この表示をもとに市販商品の表示内容を整理してみました（表1-2）．

　この表に示されている硬度とは，水中のカルシウムイオン（Ca^{2+}）とマグネシウムイオン（Mg^{2+}）の合計量を，相当する炭酸カルシウム（$CaCO_3$）量に換算して表わされます．計算式を下に示します（単位 mg/L）．

$$硬度 = Ca 量(mg/L) \times 2.5 + Mg 量(mg/L) \times 4.0$$

$$\left(\begin{array}{l} 分子量比\ Ca : CaCO_3 = 40 : 100 = 1 : 2.5 \\ Mg : CaCO_3 = 24 : 100 = 1 : 4.0 \end{array} \right)$$

　パッケージ表示例（図1-3）の数値をもとに硬度の計算をしてみますと，

表1-1 ミネラルウオーター類（容器入り飲用水）の分類（農水省 1990.3.30 制定）

分類	品名	原水	処理方法
ナチュラル	ナチュラルウオーター	特定水源より採水された地下水	ろ過，沈殿および加熱殺菌以外の物理的・化学的処理を行ってはならない．
ナチュラル	ナチュラルミネラルウオーター	特定水源より採水された地下水のうち，地下で滞留または移動中に地層中の無機塩類が溶解したもの	
ミネラルウオーター	ミネラルウオーター	ナチュラルミネラルウオーターの原水と同じ場合	ろ過，沈殿および加熱殺菌以外に次に掲げる処理を行ったもの ・複数の原水の場合　・ミネラル分の微調整　・ばっ気など
ボトルドウオーター	ボトルドウオーター	ナチュラルミネラルウオーターの原水と同じ場合	ろ過，沈殿および加熱殺菌以外に原水の本来成分を大きく変化させる処理を行ったもの
ボトルドウオーター	ボトルドウオーター	その他，原水が地下水以外の場合 ・純水　・蒸留水　・水道水など	ただし，食品衛生法に基づく殺菌が必要である．

表1-2 ナチュラルミネラルウオーターに含まれるミネラル量（mg/L）

商品	原材料名	採水地	Na	Ca	Mg	K	硬度	pH値
A	水（鉱水）	神戸市灘区	16.9	25.1	5.2	0.4	84	7.4
B	水（鉱水）	山梨県北巨摩郡白州町	4.9	9.7	1.4	2.8	30	—
C	水（湧水）	鹿児島県志布志町平城	11.0	9.2	2.4	5.4	33	6.7
D	水（深井戸水）	山梨県富士吉田市新屋	4.7	7.1	2.4	0.8	27	7.3
E	水（湧水）	埼玉県秩父郡大滝村	2.6	16.0	1.0	0.5	44	8.2
F	水（鉱泉水）	ピュイ・ドゥ・ドーム，ボルヴィック（仏）	9.4	9.9	6.1	5.7	—	7.0
G	水（鉱泉水）	エビアン（カシャ水源）（仏）	5.0	78.0	24.0	—	—	—
H	水（鉱水）	山形県東田川郡羽黒町	15.0	11.0	4.7	0.6	46	—

—印：パッケージ表示に記入なし．

Ca 量は 25.1mg/L，Mg 量は 5.2mg/L ですから

$$硬度 = (25.1 \times 2.5) + (5.2 \times 4) = 84$$

となります．WHO（世界保健機関）の「飲料水水質ガイドライン」によれば，水は硬度により4分類されます（表1-3）．

　厚生労働省が提示した「おいしい水の要件」では，硬度 10〜100 mg/L の軟水がおいしいそうです．なお，水道水の硬度は約 80 mg/L で，「おいしい水」の範囲にあります．

　最近，ミネラルウオーターで料理をする人が増えたと聞きますが，水道水

品　　名	ナチュラルミネラルウオーター
原材料名	水（鉱水）
内 容 量	2㍑（2000ml）
賞味期限	ラベル下部に別記
採 水 地	○○県○○市○○区
製 造 者	△△△株式会社
	住所・電話

栄養成分（1000ml 当たり）		
エネルギー	0	ナトリウム　………16.9
たんぱく質		カルシウム　………25.1
脂　　　質		マグネシウム………5.2
糖　　　質		カリウム　　………0.4
硬度：約 84mg/1000ml（軟水）　　pH：7.4		

図 1-3　ミネラルウオーターのパッケージ表示例

表 1-3　硬度による分類

分　　類	硬度（mg/L）
軟　　水	0～60
中程度の軟水	60～120
硬　　水	120～180
非常な硬水	180 以上

を使った料理との違いが分かるのでしょうか．事実，加工食品で使用する水の硬度によって出来ばえがかなり違うので，水へのこだわりをもって製造している業種もあります．例えば豆腐は軟水で，かまぼこは硬水でつくるのがおいしさの秘訣のようです．

一般に言われている硬水と軟水の料理への使い分けを表 1-4 にまとめてみ

表 1-4　軟水，硬水に適した料理（食材）

適した水	料理（食材）	備　　考
軟　　水	・煮豆（例：大豆） ・緑茶，紅茶 ・だし類（コンブ，カツオ） ・ご飯	・硬水で煮ると軟らかくならない ・苦味，渋味，うま味など茶本来の味がそのまま味わえる ・うま味成分を抽出しやすい ・硬水ではパサパサのご飯になる
硬　　水	・玉露，緑茶，紅茶 ・コーヒー ・肉の煮込み ・ホウレンソウをゆでる	・苦味，渋味を抑える ・コーヒー豆との相性がよい ・アク（Q20）が出やすい ・アクが出やすい

ました．いずれにせよ，水道水および市販されているミネラルウオーターのほとんどは「中程度の軟水」あるいは「軟水」なので（表 1-3），手作り料理への影響は少ないと思われます．

参 考 資 料

1) 小島貞男：水道水，宙 出版（1997）
2) 日本ミネラルウオーター協会編：ミネラルウオーター読本（1999）

Q3 家庭の冷蔵庫で透明な氷を作るには？

　家庭の冷蔵庫で作る氷はほとんどが白っぽくなりますが，これは使用した水の中に入っている空気が原因です．水道水を透明なグラスに入れるとミルクを薄めたように白く濁り，驚いた経験をした人も多いと思います．これは水が濁っているのではなく，水に含まれる空気（気泡）によって白く見えるだけなのです．白く濁ったコップの水をしばらく静置しておくと透明な水に戻ります．空気が徐々に水の中から外へ飛び出していくからです．すなわち空気を含まない水ならば透明な氷ができるのです．

　氷の出来具合は凍らせる水の質や量，凍らせる条件（温度，時間，圧力など）により異なります．具体的には前述の白く見える氷ができたり，片や透明な氷があったり，さらには水に浮かぶ氷，水に沈む氷などさまざまです．理屈からいうと，本来，水も氷も H_2O 結合ですから，すき間なく結合していれば氷も水も密度（単位体積当たりの質量）が同じ（$1g\cdot cm^{-3}$）で，氷は水の中で浮きも沈みもしないはずです．しかし，一般的には氷は水の表面近くに浮いています．言い換えると氷の方が水よりも密度が低い，すなわち軽いということになります．これは氷の H_2O 結合のすき間が多く，そのすき間部分に空気などが入り込み，その分，水より軽くなって浮上するというわけです．

　また製氷にかける時間・温度や圧力も影響します．一般に高圧下で氷を作ると水より密度の高い氷ができ，この氷は水中に沈みます．このように氷にもいろいろな種類があり，その密度も結晶形も異なります（表1-5）．

　話を元に戻して，家庭で透明な氷を作るにはどうしたらよいのでしょうか．要は水中の気泡を追い出せばよいわけです．そのためには，ゆっくり凍らせることです．凍るまでに水中の空気が消えて透明な氷ができます．そのために1例として，水の入った製氷皿を直接冷蔵庫内に置かないで，割り箸

表 1-5 氷の密度と結晶系

氷の種類	密度(g·cm^{-3})	結晶系
I	0.92	六方晶系
II	0.92	立方晶系
III	1.17	菱面体晶系
IV	1.14	立方晶系
V	1.28	単斜晶系
VI	1.31	正方晶系
VII	1.50	立方晶系

〔『化学事典』,東京化学同人(1994)〕

とか皿などの上にのせ,ビニール袋で周りを包んでから庫内に入れると,凍るまでの時間はかなりかかりますが,きれいな氷が出来上がります.

家庭の冷蔵庫で作った氷で,周りは透明で,中心から白い筋があるものも見かけます.これは凍るまでの時間(温度)の影響によるもので,空気が逃げだした跡が棒状に残ったものです.もう少し時間をかけて(あるいは温度を上げて)凍らせれば,この白い筋も消えて透明な氷になるのです.

参考資料

1) 前野紀一:氷の科学,北海道大学図書館刊行会(1995)
2) 荒田洋治:水の書,共立出版(1998)

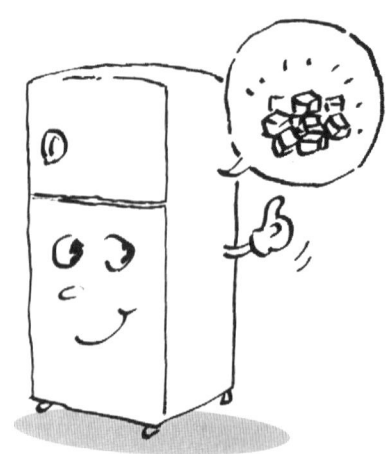

2. 野　　菜

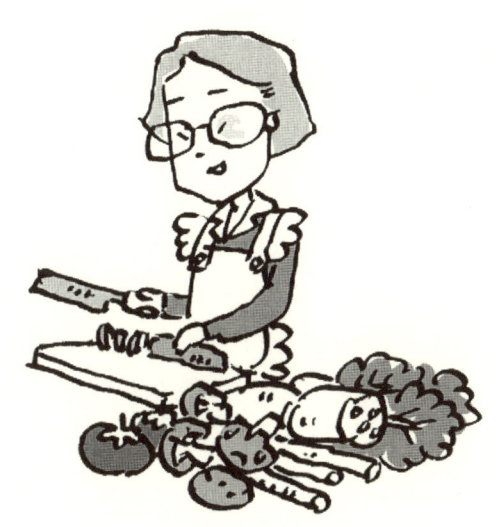

Q4 緑黄色野菜の色の基準はなに，また体によいわけは？

　緑黄色野菜というのは，その名のとおり緑や黄色，赤など色鮮やかな野菜のことです．一般に野菜は有色野菜（カボチャ，ニンジン，ホウレンソウなど）と淡色野菜（ハクサイ，フキ，ネギなど）に分類されます．有色野菜のうち，可食部100g当たりにカロテン（カロチンともいう）が600μg（マイクログラム，10^{-6}g）以上含まれている野菜を通常緑黄色野菜と言っています（表2-1）．カロテンの色は赤〜黄色ですが，カロテンを多く含む野菜は概してクロロフィル（葉緑素）含有量も高いので，クロロフィルの濃厚な緑色の影響でカロテンの色が隠され，緑〜緑黄色をしている野菜もあります．なお，厚生労働省では栄養指導上，カロテン含有量が600μg以下の有色野菜でも，カロテン，ビタミン，ミネラルを比較的多く含み，日常の食生活での摂取頻度が高い8種の野菜（表2-1の右欄）を緑黄色野菜に分類しています．

　さて，緑黄色野菜に含まれる色素成分の中で，黄色ないし赤色の色素の総称をカロテノイドと言い，カロテン，リコペン（リコピンともいう）などがあります（図2-1）．ニンジンやトマトの赤，黄色の色素はカロテンですが，カロテンにもいろいろ種類があります．この中で栄養的に最も重視されているのがβ-カロテンで，その構造はビタミンAの分子が2つ結合した形をしています．これを摂取すると大部分が腸壁にある酵素の働きによってビタミンA（1分子のβ-カロテンから2分子のビタミンA）に変化するのです．したがって，β-カロテンはプロビタミンA（ビタミンAの前駆物質）ともいわれ，体内でビタミンAとしての効力を発揮します．すなわち，β-カロテンはビタミンAの摂取源として重要な色素ということになります．

　ビタミンAは皮膚や胃腸，気管支などの粘膜を健康に保ち，体の抵抗力を高める効果があります．不足すると発育や視覚に障害が現れます．しかし，普通の食生活をしていればビタミンAが不足することはほとんどない

2. 野　　菜

表 2-1　緑黄色野菜一覧およびカロテン含有量 (μg/100g)（五訂日本食品標準成分表）

野菜の名称	含有量	野菜の名称	含有量	野菜の名称	含有量
シソ(葉)	11 000	ケール	2 900	バクチョイ	1 800
モロヘイヤ	10 000	カブ(葉)	2 800	エンダイブ	1 700
ニンジン	9 100	カラシナ	2 800	葉ニンジン	1 700
パセリ	7 400	クレソン	2 700	根ミツバ	1 700
ヨメナ	6 700	ツルナ	2 700	ダイサイ	1 500
バジル	6 300	ワケギ	2 700	オオサカシロナ	1 300
ミニキャロット	6 000	シソ(実)	2 600	キョウナ	1 300
		洋種なばな	2 600	ココミ	1 200
ヨモギ	5 300	葉ダイコン	2 300	サントウサイ	1 200
アシタバ	5 300	タカナ	2 300	シュウロクササゲ	1 200
トウガラシ	5 200	ミズカケナ	2 300	ノザワナ	1 200
ナズナ	5 200	リーフレタス	2 300	ヒノナ	1 200
ニンジン(きんとき)	5 000	タアサイ	2 200	ツクシ	1 100
		和種なばな	2 200	花ニラ	1 100
めタデ	4 900	コネギ	2 200	赤ピーマン	1 100
トウミョウ	4 700	サラダナ	2 200		
シュンギク	4 500	ギョウジャニンニク	2 000	ミニトマト	960
ヨウサイ	4 300	スグキナ	2 000	ノビル	810
ホウレンソウ	4 200	チンゲンサイ	2 000	ブロッコリー	810
西洋カボチャ	4 000	サニーレタス	2 000	とんぶり(ゆで)	800
				アサツキ	750
ダイコン(葉)	3 900	セリ	1 900	日本カボチャ	730
フダンソウ	3 700	かいわれだいこん	1 900	切りミツバ	730
ロケットサラダ	3 600	つまみな	1 900	茎ニンニク	710
ニラ	3 500	ナガサキハクサイ	1 900	めキャベツ	710
オカヒジキ	3 300	葉ネギ	1 900	オクラ	670
糸ミツバ	3 200	トマピー	1 900		
コマツナ	3 100	ヒロシマナ	1 900		
ツルムラサキ	3 000	キンサイ	1 800		

600 μg/100 g 以下の緑黄色野菜	
さやいんげん	590
たらのめ	570
さやえんどう	560
シシトウガラシ	530
トマト	540
青ピーマン	400
アスパラガス	380
リーキ(ニラネギ)	45

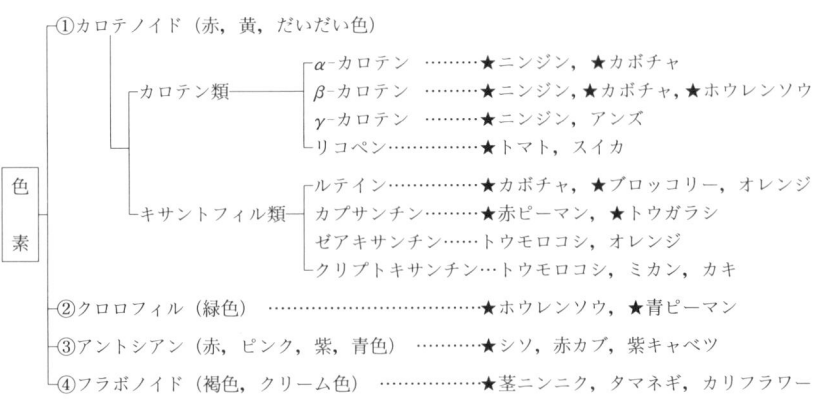

図 2-1　野菜類の色素例（★印：緑黄色野菜）

のですが，野菜嫌いな人は欠乏しがちなので注意しましょう．例えばニンジンは 100g 中，β-カロテンが $9\,100\mu g$（9.1mg）と豊富に含まれています．1年中市場に出回っていますが旬は冬です．夏にとれたものと比べると β-カロテン量が多く，酸味が少なく，香味成分が多く，味も良いそうです．なお α-カロテンも β-カロテンと同様，ビタミン A に変化しますが，その力は β-カロテンの 1/2 です．

　トマトの赤色は β-カロテンとリコペンです．リコペンは抗酸化作用があり，生活習慣病の予防や，老化現象を抑制する効果があるといわれています．トマトの旬は夏です．8月に収穫した露地栽培の完熟トマトにはリコペンが 3mg/100g と，冬の温室トマトの 3〜4 倍も含まれています．またビタミン C，ミネラル，糖度，酸味，うま味（グルタミン酸）もはるかに多く，おいしくなります．

　最近注目を集めているのが赤ピーマンや赤トウガラシの色素であるカプサンチンです．トウガラシの辛味成分であるカプサイシンと名前がよく似ているので勘違いされます．カプサンチンは動脈硬化症，心臓病，ガンなどの生活習慣病の予防と改善に効果があるといわれています．

　ホウレンソウなどの緑色はクロロフィルという色素で，光合成によって出来る葉緑素として私たちになじみ深いものです．ホウレンソウも β-カロテンを多く含みますが，葉緑素の深緑色に隠れているので見た目には緑色をし

ているのです．クロロフィルは口臭や汗などのにおいを消す脱臭作用があるほか，造血機能や傷の治りをよくする作用，抗アレルギー作用などがあるといわれています．

　以上のように，緑黄色野菜に含まれる天然色素は私たちの健康に重要な役割を果たしていることから緑黄色野菜の摂取が勧められているのです．なお緑黄色野菜に限らず，野菜は一般に食物繊維を含み便秘の予防につながりますので，いろいろな種類の野菜をたっぷりとるよう心がけましょう．

参考資料

1) カゴメ㈱：続・野菜の色には理由がある，毎日新聞社（1999）
2) 国立健康・栄養研究所：健康・栄養―知っておきたい栄養知識―，第一出版（1999）
3) 厚生労働省保健医療局健康栄養増進課：第六次改定日本人の栄養所要量，第一出版（2000）
4) 西川善之，灘本知憲編：栄養学総論，化学同人（2000）
5) 香川芳子監修：五訂食品成分表，女子栄養大学出版部（2002）

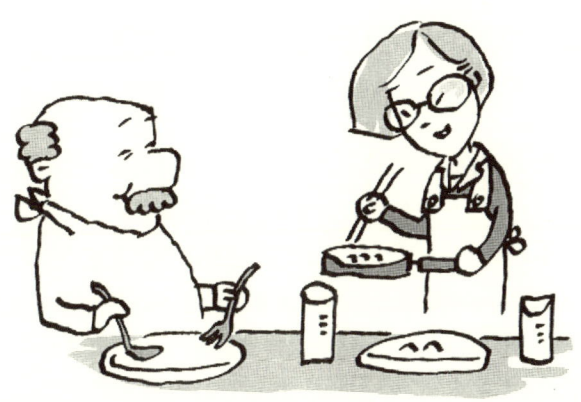

Q5 野菜の色素はなに，また色をきれいに出す料理法は？

　野菜にはいろいろな天然色素が含まれており，素材の美しさを表わしています．しかし，せっかくの色美人も料理の仕方によっては色あせたものになってしまい，おいしさも半減してしまいます．そこでまず，野菜の色素とその特性を整理してみましょう．

　野菜の色は主にカロテノイド，クロロフィル，アントシアン，フラボノイド，フェノール類の5群に分類することができます．各々の特徴を説明します．

1) カロテノイド

　カロテノイドはカロテン，リコペン，ルテインなどの総称で，ニンジン，トマト，カボチャなどの黄，橙（だいだい），赤色系の色素です（Q4）．緑色野菜（例えばホウレンソウ）にもカロテンは多く含まれ，緑色の濃いもの（クロロフィルが多い）ほどカロテノイドも多く含まれているのですが，両者が共存すると緑色の方が優勢でカロテン色素（黄・赤色）があまり目立たなくなってしまいます．なお，日常の料理範囲での加熱や酸，アルカリでは色の変化はほとんどありません．

2) クロロフィル

　クロロフィル（葉緑素）はホウレンソウ，ミツバ，コマツナ，青ピーマンなどのような緑色をした野菜に多く含まれる色素で，食品中のたんぱく質と弱い結合をした形で存在しています．一方，食品を加熱すると，たんぱく質は熱によって変性し，凝固してしまいます．すると，たんぱく質と結合していたクロロフィル（$C_{55}H_{72}MgN_4O_5$）はたんぱく質から遊離し，クロロフィル中のMg（マグネシウム）が2個のH（水素）と置き換わり，フェオフィ

チン（$C_{55}H_{74}N_4O_5$）という物質になります．すなわち，長時間加熱するとクロロフィルが減少し色あせていくのです．この反応を抑制する働きをするのが食塩で，沸騰水に食塩を入れてゆでることにより色鮮やかに仕上がります．これはクロロフィル中の Mg が食塩成分の Na と置換されることによって，フェオフィチンの生成が抑制されるのです．また，ゆで上げた野菜をすぐに冷水に浸す（高温に保持させない）のもこの反応を抑制するためです．さらに，クロロフィルは酸によってフェオフィチン（褐色）に分解されるため，酢やレモンなどで料理をする場合は，食べる直前に調味する方が緑色の退色を抑えることができます．

3) アントシアン

アントシアンはシソ（紫），紫キャベツ，ナス（濃紺），赤カブなどに含まれている色素の総称です．この色素は中性液では赤・赤紫・青・紫系の色素ですが，酸性側では赤色に，アルカリ側では青色，鉄イオンと結合して紫色にといろいろ変化します．梅干しを漬けるときのシソの葉，酢漬の紫キャベツなどは赤色になります．ナスのぬか漬に古釘（鉄）を入れると美しい青紫色になるのは，ナスニンというナスの色素が鉄イオンと結合して安定した色素になるためです．

4) フラボノイド

フラボノイドはカリフラワーやタマネギなどに含まれる，いわゆる白・黄色系野菜の色素です．中性液では無色・淡黄色をしています．アルカリ側では黄・褐色系，酸性側では無色になります．カリフラワーをゆでるとき，沸騰水に酢を入れると白くゆで上がります．また，鉄イオンと結合すると青・緑色ないし褐色を呈することもあります．

5) フェノール類

フェノールというのはベンゼン核など芳香環の水素がヒドロキシル基（-OH）で置換された化合物の総称です．分子内の-OH 基の数により1価フェノール，2価フェノール，3価フェノールといい，2価以上のものを多価

（ポリ）フェノールと呼んでいます．野菜中に含まれるフェノール類（例えばチロシン）またはポリフェノール類（例えばクロロゲン酸，カテキン）などは空気に触れると野菜に含まれる酸化酵素（フェノールオキシダーゼあるいはポリフェノールオキシダーゼ）の働きによって褐変する性質があります．ゴボウ，フキ，ナスなどはクロロゲン酸，ヤマイモはカテキン，ジャガイモはチロシンやクロロゲン酸を含んでいるので空気中で変色するのです．また，ク

表2-2 野菜に含まれる色素と退色を防ぐための処理例

色素群・色素		野菜例	処理例
①カロテノイド		ニンジン，カボチャ，ホウレンソウなどの緑黄色野菜	熱，酸などに安定なので日常の調理範囲では退色・変色する可能性はほとんどない．
②クロロフィル		ホウレンソウなどの緑色野菜	沸騰水に食塩を入れ，さっとゆでて冷水に浸す． 酢やレモンを使う料理では食べる直前に調味する．
③アントシアン	ナスニン	ナス	ナスを漬けるときにミョウバンや古釘を使う．これはミョウバンに含まれるアルミニウムや，古釘の鉄がナスニンと結合するため安定した青紫色となる． ナスニンは水溶性なので長く煮ると退色する．そこで油で揚げたり，炒めたりしてナスの表面に油で膜をつくると色素の流出が防げる．
	シソニン	シソの葉	シソニンがウメに含まれるクエン酸などの有機酸によりpHが下がり赤色になる．
		赤カブ，紫キャベツ	酢漬により赤色になる．
		紫タマネギ，紫キャベツ	サラダに使うとき酢やレモンをかけると美しい赤色に変わる．ゆでるときは酢を使う．
④フラボノイド		カリフラワーなどの白色野菜	沸騰水に酢を加えると白くゆで上がる．
⑤フェノール類	クロロゲン酸	ゴボウ，レンコン，ナス	下処理で酢水に浸ける，加熱時に酢を加えるなどにより酸性にし褐変を防ぐ．
	カテキン	ヤマイモ	すり下ろすときに酢を入れる．
	チロシン	ジャガイモ	皮をむいたり切ったりしたら水に浸ける（空気の遮断）
		ショウガ，ミョウガ	湯通し後，酢に浸けるとピンク色になる．

ロロゲン酸は鉄と反応すると変色する性質を持っていますので，ジャガイモの切断面が褐変するのは包丁の鉄分の影響です．なお，褐変を防止するための野菜類の上手な扱い方には次のようなものがあります．

① 水に浸ける

空気中の酸素を遮断することにより酸化酵素の働きを抑制します．ただし水切り後，再び空気に触れると変色するのですぐ調理することが基本です．

② 食塩水または酢水に浸ける

食塩および酢には酸化酵素の働きを抑制する性質があります．したがって水切り後，多少空気に触れてもすぐには変色しません．

③ 加熱する

加熱することにより酵素の働きを失活させます．

最後に，野菜類に含まれる色素と退色を防ぐ方法を表2-2に示します．

参考資料

1) 川端晶子編：調理学，学建書院（1988）
2) 村上篤子，茂木美智子：最新調理科学，建帛社（1990）
3) 高宮和彦：野菜の科学，朝倉書店（1993）

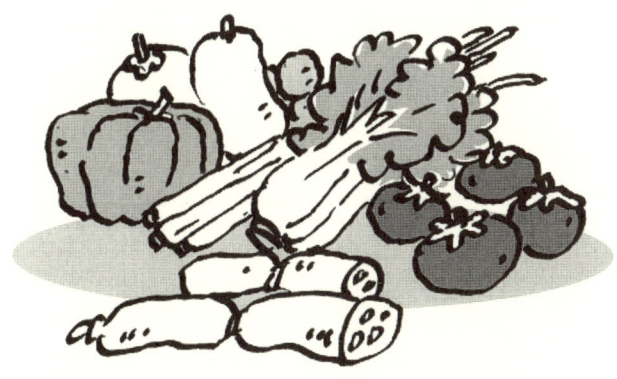

3. 穀　　類

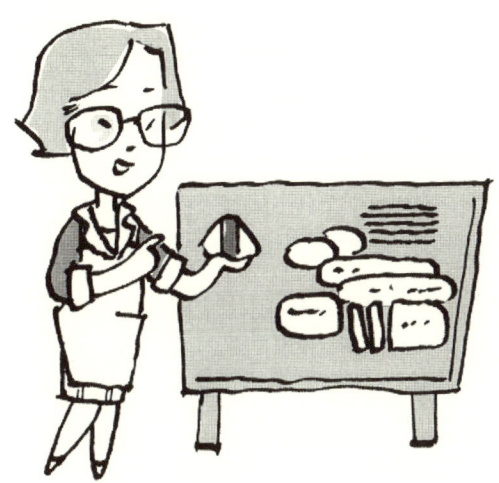

Q6 小麦粉の「強力粉」とはなにが強力？

　小麦粉とは小麦全粒の85％を占めている胚乳部分（図3-1）を粉にしたものです．小麦は多くの国で栽培されていますので，それなりに種類も豊富です．生産地の気候に合わせて栽培時期（種まき期が春あるいは冬）が異なったり，あるいは麦穂に結実する粒数（2粒，3粒以上），小麦粒の色（赤，白），粒の硬さ（硬，軟，中間）などいろいろなタイプがあります．しかし，一般

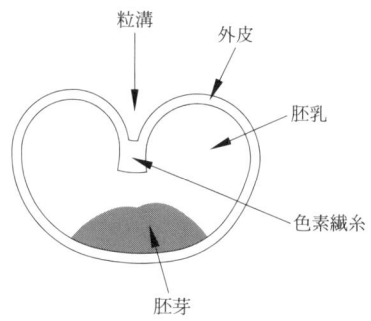

図 3-1　小麦の横断面
〔長尾編『小麦の科学』，朝倉書店（1998）〕

的には麦粒の硬さにより「硬質小麦」，「軟質小麦」，その中間の「中間質小麦」に大別されます．特に小麦粒の硬さは小麦粉として利用する場合，その性質に大きな違いがあるので，それぞれの食品の加工に適した小麦粉が使用されます．例えば，硬い麦粒ほどたんぱく質含量が高く，小麦粉に水を加えて捏ねると，非常に粘りの強い生地（ドウ）ができます．逆に軟質小麦の粉はたんぱく質含有量も少なく，水で捏ねると適度に軟らかく粘りの少ない生地になります．このような粘りの強弱加減は，小麦粉を水で捏ねる時に生成されるグルテン量によるものです（Q7）．

　小麦粉に含まれるたんぱく質の85％は，水には溶けないグリアジンとグ

ルテニンの混合物（ほぼ等量）ですが，これに「水」を加え「捏ねる」ことによってたんぱく質が吸水し，粘弾性を持つ生地ができます．この生地を水中でもみ洗いし，水溶性成分（主にでんぷん）を洗い流すと粘弾性の強いガム状のものが残ります．これがグルテン（たんぱく質）です．グルテニンは弾力性を，グリアジンは粘性をもっているので，グルテン含有量の高い小麦粉ほど伸展性と粘弾性の強い生地が得られます．すなわち小麦粉を使用する場合，このグルテン量によってそれぞれ食品の加工適性が決まるというわけです．

　強力な粘りがある「強力粉（きょうりきこ）」はパンや中華めんに利用され，粘りが少ない「薄力粉（はくりきこ）」はケーキ，クッキーあるいは天ぷらの衣に，その中間の性質を持

表 3-1 小麦の分析値[*1]（g/100g）

小麦の種類 成　分	輸　入 （硬質）	輸　入 （軟質）	国　産 （普通）
水　　　　分	13.0	10.0	12.5
たんぱく質	13.0	10.1	10.6
脂　　　　質	3.0	3.3	3.1
炭 水 化 物	69.4	75.2	72.2
（食物繊維[*2]）	11.4	11.2	10.8
灰　　　　分	1.6	1.4	1.6

＊1　五訂日本食品標準成分表．
＊2　食物繊維は炭水化物の内数．

表 3-2 小麦粉の分析値[*1]（g/100g）

小麦粉の種類 成　分	薄　力　粉		中　力　粉		強　力　粉	
	1等[*2]	2等[*2]	1等	2等	1等	2等
水　　　　分	14.0	14.0	14.0	14.0	14.5	14.5
たんぱく質	8.0	8.8	9.0	9.7	11.7	12.4
脂　　　　質	1.7	2.1	1.8	2.1	1.8	2.1
炭 水 化 物	75.9	74.6	74.8	73.7	71.6	70.5
（食物繊維[*3]）	2.5	2.7	2.8	2.9	2.7	2.8
灰　　　　分	0.4	0.5	0.4	0.5	0.4	0.5

＊1　五訂日本食品標準成分表．
＊2　小麦粉の等級：製粉途上で小麦の外皮など胚乳部以外の混入度合いが多くなると品質が低下する．したがって灰分や食物繊維の含量によって等級別をしている．ただし等級の統一規格はない．
＊3　食物繊維は炭水化物の内数．

つ「中力粉(ちゅうりきこ)」は主にめん類に適した粉とされています．カナダ産，アメリカ産の小麦は硬質小麦でパン用小麦の代表とされ，別名「パン小麦」といわれています．オーストラリア産，国内産の小麦は中間質小麦で，主にめん用（特にうどんに適している）です．そのほか生産量は非常に少ないのですが，デュラム小麦（生産地：カナダ，アメリカなど）といって極めて硬質で，たんぱく質含量が高いのが特徴の小麦があります．別名「マカロニ小麦」とよばれ，その小麦粉の多くはマカロニやスパゲティに使用されます．

　以上のように，どの種類の小麦を粉にしたかによってその性質が異なり，用途は必然的に決まるわけです．なお，参考までに小麦および小麦粉の成分および分析値を表3-1，表3-2に示します．

参 考 資 料

1) 川端晶子編：調理学，学建書院（1993）
2) 長尾清一編：小麦の科学，朝倉書店（1998）

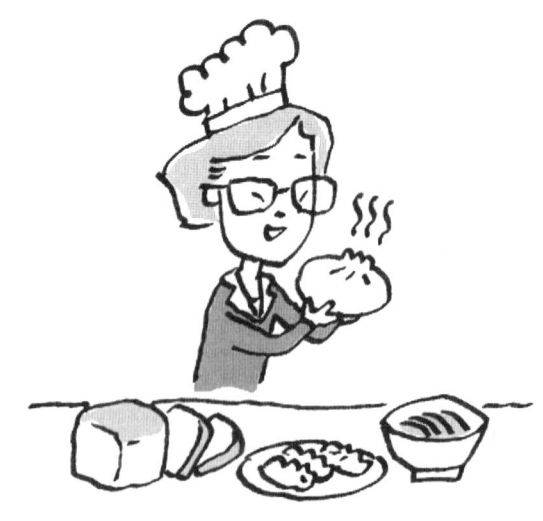

Q7 うどん，中華めん，マカロニの原料の違いは？

　めん類を原料によって大別しますと，うどん，そば，マカロニ類，中華めんの4つに分けられます．そばを除き，いずれも主原料は小麦粉ですが，それぞれの品質特性を出すために，小麦粉の種類（強力粉，中力粉，薄力粉）を使い分けたり，そば粉，かんすいなどを使用しています．

1) うどん類

　うどんに使用する小麦粉（Q6）は主に中力粉です．作り方は小麦粉に食塩水を加え，よく捏ねてうどん生地（ドウ）を作り，しばらくねかせて熟成させます．小麦粉は食塩水を加えて捏ねることによって，粘弾性の強いグルテンというたんぱく質が形成されます（Q6）が，この生地を熟成させることによってグルテンの生成はさらに促進されます．この生地を平らにのばし，線状にカットしたものが「生めん」です．これをゆでると「ゆでめん」，干すと「乾めん」になります．一般に製めんするとき，材料が一定であっても外気の温度や湿度の変化によって生地の出来具合（特に粘弾性）に違いが生じます．しかし製めん工場では，食塩水の濃度やその使用量を調整することによって外気に関係なく一定の生地ができるように工夫しています．

　さらに「うどん」は形状の違いによって「ひらめん」，「ひやむぎ」，「そうめん」に分類されます．名古屋地方の「きしめん」（別名：ひもかわうどん）に代表される「ひらめん」は強力粉を使用し，「めん線の幅が4.5mm以上，厚さ2.0mm未満の帯状（平たい状態）に成形したもの」と定義されています（JAS）．「ひやむぎ」や「そうめん」のような細いめんも強力粉を使用します．共に乾めんで，丸状，角状があり，その形状を表わすサイズが「きしめん」同様，JAS（日本農林規格）よって定義されています（表3-3）．

2) そば

　「そば」のことを「そばきり」とも言いますが，そば粉を主原料にして作

ります．そば粉はソバの種実を粉砕したものですが，これだけではグルテンが生成されず，粘弾性が出ないので帯状に成形できません．そこで，つなぎとして小麦粉（中力粉または強力粉）を20～70%使います．小麦粉とそば粉の使用割合が2：8のものを「二八そば」，1：1のものを「等割そば」などと呼びます．一般的には6～7割の小麦粉を加えたものが多いようです．なお，つなぎとして小麦粉以外にヤマイモや卵白なども使われます．

3) 中華めん

中華そばとも言います．中華めんの主原料は小麦粉（中力粉または強力粉）と「かんすい」です．かんすいは炭酸ナトリウム（Na_2CO_3），炭酸カルシウム（$CaCO_3$）などを含む弱アルカリ性の溶液で，小麦粉に含まれるたんぱく質に作用してグルテンの生成を促進し，中華めん独特の歯ごたえ，なめらかさ，つやなどが出てきます．また，中華めんの色（黄色）は着色剤を使用しているのではなく，かんすいがアルカリ性なので小麦粉中のフラボノイド系色素に反応して，めんが黄色になるのです．

4) マカロニ類

めん類の中で最も硬く，しこしこ感のある「マカロニ類」の原料は，小麦の中では最も硬質なデュラム小麦のセモリナ（粒度の粗い粉）を使用しています（Q6）．たんぱく質，グルテン含量共に高く，粘弾性の強いめんになります．形状によってマカロニ，スパゲティ，バーミセリ，ヌードルなどに分類されます．なお，うどんと違って食塩は使用しませんので粘弾性が弱く，帯状にして線切りすることはできませんので，成形機（圧力を加えて押し出す方法）を使用します．

ちなみに，めん類ではありませんが形状が似ている「ビーフン」は米粉，「はるさめ」はでんぷんを原料として作られています．

以上，乾めんの種類とその製法の違いを表3-3にまとめました．

参考資料

1) 長尾清一編：小麦の科学，朝倉書店（1998）

表3-3 乾めんの種類と製法の違い

	名称	成形方式	断面形状	主原料	めんの太さ（JAS）
うどん類	うどん	圧延・線切	丸・角	小麦粉（中力粉）	長径：1.7 mm以上、3.8 mm未満、短径：1.0 mm以上、3.8 mm未満
	ひらめん	圧延・線切	角	小麦粉（強力粉）	幅：4.5 mm以上、厚さ：2.0 mm未満の帯状
	ひやむぎ	圧延・線切	角	小麦粉（強力粉）	長径：1.3 mm以上、1.7 mm未満に成形、短径：1.0 mm以上、1.7 mm未満
	そうめん	圧延・線切	丸・角	小麦粉（強力粉）	長径・短径共に1.3 mm未満
そば	そば	圧延・線切	角	そば粉・小麦粉（中力粉または強力粉）	そば粉混入率：30％以上
中華めん	中華めん	圧延・線切	丸・角	小麦粉（中力粉または強力粉）	（かんすいを用いてつくる）規制なし
	即席中華めん	圧延・線切	丸・角	小麦粉（中力粉または強力粉）	（かんすいを用いてつくる）規制なし
マカロニ類	マカロニ	圧出	丸	小麦粉（デュラム・セモリナ）	太さ：2.5 mm以上の管状またはその他の形状（除 棒状、帯状）
	スパゲティ	圧出	丸	小麦粉（デュラム・セモリナ）	太さ：1.2 mm以上、2.5 mm未満の管状または棒状
	バーミセリ	圧出	丸	小麦粉（デュラム・セモリナ）	太さ：1.2 mm未満の棒状
	ヌードル	圧出	角	小麦粉（デュラム・セモリナ）	帯状（大きさの規制なし）

Q8　米の銘柄と品質の違いは？

　以前は米屋でのみ販売していた米が，新食糧法の施行（平成7年）によりコンビニやスーパーなどでも販売できるようになり，手軽に購入できるようになりました．しかし米にはいろいろな種類があって，何を選んでよいか迷う人が多いのではないでしょうか．それだけ米（イネ）の品種が増えたということです．

　日本に稲作が伝わったのは今から3000〜2700年前の縄文時代で，中国から直接あるいは朝鮮半島を経由して現在の北九州に伝わったとされています．現在イネは多くの国で栽培されていますが，米（もみ）の生産量から見ると全体の約9割をアジアが占めています．「米は日本」というイメージがありますが，米の生産量が最も多いのは中国（約2億7千万トン，34.3%）で，次いでインド（1億3千万トン），インドネシア（5千万トン），ベトナム（3千万トン）と続き，日本（1千万トン）は第8位で中国の約1/20です（FAO：もみ生産量，1999年度）．

　さて「品種」についてですが，平成13年現在，国内で生産されている水稲うるち米の品種は292種類あります．このうち平成12年度産米の上位11品種につき平成元年から12年までの作付面積の推移を図3-2に示します．この図を見ると，コシヒカリの作付面積は毎年ほぼ一定でトップの座を占めています．これに対し特徴的なのがササニシキです．コシヒカリかササニシキかと人気を二分した時代もあったのに，ササニシキの作付面積は徐々に下降し，平成12年にはベストテンに入らず11位となっています．消費者に人気のあったササニシキがなぜ少なくなったのでしょうか．

　稲作に限らず農産物はその地域の気象条件，土壌の特性（砂地，粘土質など）などの影響を受けやすいものです．東北生まれのササニシキは気象条件の影響を受けやすく，特定地域（宮城県を中心に岩手・山形・秋田県の一部）

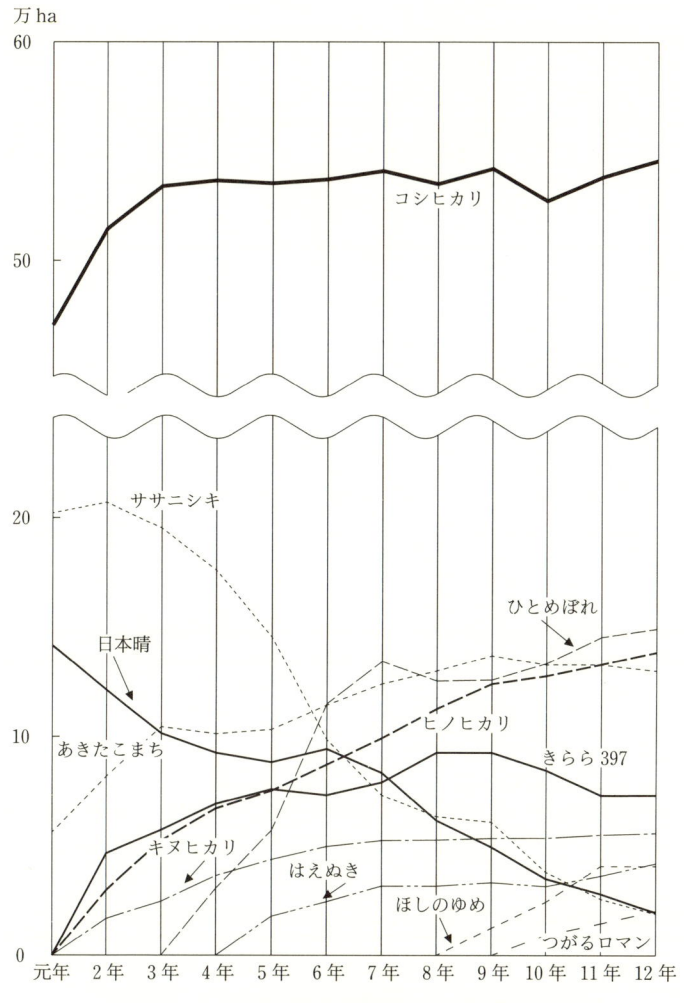

図 3-2 うるち米の作付面積推移（平成元年〜12年）
（平成 12 年度産米の上位 11 品種．データ提供：食糧庁）

でしか栽培できません．また，いもち病にかかりやすい性質を持っています．したがって，おいしい米でも不作の要因を持つ米作りを生産者は望みません．しかし新品種の開発でササニシキに代わり，いもち病や冷害に強い「ひとめぼれ」が生まれ，現在 2 位の座を占めるようになったのです．また，北陸生まれのコシヒカリが毎年 1 位を保っているのは，気象条件に影響を受

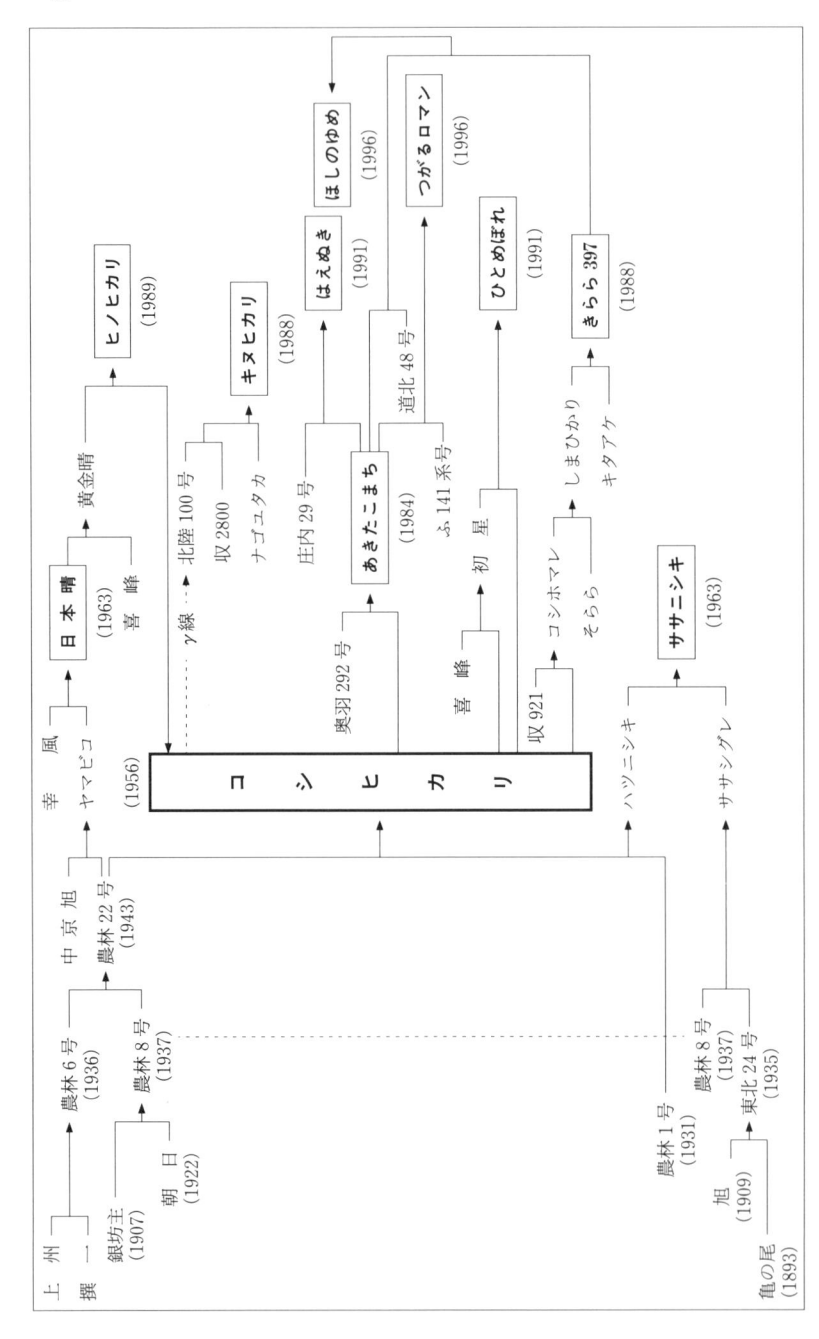

図 3-3 米の育成マップ　□ 内の米品種は，平成12年度作付面積上位（1〜11位）の品種．（ ）内の数字は米品種の育成年度．

けにくいので，ほぼ全国的に栽培することができるからです．

　米の種類が増えるのは，イネの改良研究により耐冷性，耐病性など生産者にとって悪影響を及ぼす要因を取り除き，おいしくて多収性イネへの品種改良が進んでいるからです．平成12年度の作付面積上位の米のうち，多くはコシヒカリが「先祖」になっています．そのマップを図3-3に示します．

　前述のようにコシヒカリは全国区ですが，同じ品種（苗）ならどの地域で栽培しても同じ米がとれるとは限りません．したがって，生産地名を付けて「新潟コシヒカリ」，「富山コシヒカリ」などの商品名で市場に出ます．また，同じ地域であっても毎年同じ米が収穫できるものでもありません．そこで店頭に並んでいる袋入りの米には，すべて産地，品種，生産年度などの表示がJAS法により義務づけられています（平成13年4月1日施行）．表示内容を図3-4，図3-5に示します．

名　　称	精　　米			
原料玄米	産　地	品　種	産　年	使用割合
	○○県	○○○○	○年	100%
内　容　量	○○kg			
精米年月日	年　　月　　日			
販　売　者	店名，住所，電話			

図3-4　米の表示例

名　　称	精　　米			
原料玄米	産　地	品　種	産　年	使用割合
	○○県	○○○○	○年	○○%
	□□県	□□□□	□年	□□%
内容量，精米年月日，販売者等については図3-4と同じ				

図3-5　ブレンド米の表示例

　では，市販されている米のおいしさは品種によって差があるのでしょうか．米のおいしさは，その主成分である水分，たんぱく質，でんぷんなどが食味に影響を与えているようです．この中でも特にでんぷんの成分であるアミロースとアミロペクチンの割合は，ご飯の粘りや硬さに影響するといわれ

表3-4 米の分析値（%）

	たんぱく質		アミロース	
	コシヒカリ	ササニシキ	コシヒカリ	ササニシキ
1	6.0	5.6	12.4	18.2
2	5.2	5.7	15.6	19.4
3	5.0	6.0	17.3	15.0
4	6.3		13.3	
平均	5.6	5.8	14.7	17.5

（『世界の米の品質評価』より抜粋）

ています（Q9）。そこでコシヒカリ，ササニシキの2品種について，たんぱく質，アミロース含有量を表3-4にまとめてみました．

　平均値で見ると，たんぱく質含量はほぼ同じですが，アミロースはコシヒカリの方が少ない結果です．これらの値が味覚上，どれほどの影響があるかは分かりませんが，一般にいわれている「ササニシキ系品種に比べ，コシヒカリ系は粘りがあり，やわらかいご飯」を裏付けているともいえます．

　しかし近年，稲作技術の向上によりどの品種の米も形状・品質共にあまり差がなくなっているとも言われています．特に日本人の嗜好に合った「やわらかく，粘りのあるご飯」，すなわち低アミロース系の生産に傾注しているようです．しかし，好みは人それぞれですから，固定観念は捨て，これを機会にいろいろな米を食べ比べて，自分の好みに合う米選びをしてみるのも楽しいのではありませんか．

参 考 資 料

1) B.O.Julano, C.P.Villareal（横尾政雄訳）：世界の米の品質評価，輸入食料協議会事務局（1996）
2) 竹生新治郎監修：米の科学，朝倉書店（1998）
3) 新しい食生活を考える会編著：新しいビジュアル食品成分表，大修館書店（2001）
4) 食糧庁：私たちのごはん，食糧庁総務部（2002）

Q9 タイ米のご飯がパサパサするのはなぜ？

　ご飯の粘りが強い，弱いの要因はいくつかありますが，最も大きく影響を及ぼすと考えられているのは，米に含まれるでんぷん（約75％含有）の構成成分であるアミロースとアミロペクチンの含有割合です．

　でんぷんは米・小麦・トウモロコシなどの穀類，サツマイモ・ジャガイモなどのいも類などの主成分で，カロリー源となる重要な成分の1つです．その構造は単糖類（1分子の糖）の1つであるグルコース（ブドウ糖：$C_6H_{12}O_6$，図3-6）が多数結合したもので，多糖類（多数の単糖およびその近縁物質が結合した物質）に分類されます．多数のグルコースが結合する仕方には2通りあって，グルコースが直鎖状に連なった構造をしているものをアミロース（図3-7），枝分かれ状に結合した構造をしているものをアミロペクチンと言います（図3-8）．

　でんぷんそのものは水には溶けませんが，水を加えて加熱すると，のり状になります．この状態をでんぷんの「のり化（糊化）」と言います．ご飯を炊く，めんをゆでる，いもを蒸かすなど，でんぷん質食品を水と共に加熱する目的は，それぞれに含まれているでん

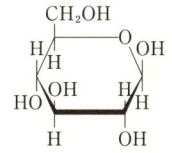

図3-6　グルコースの構造式

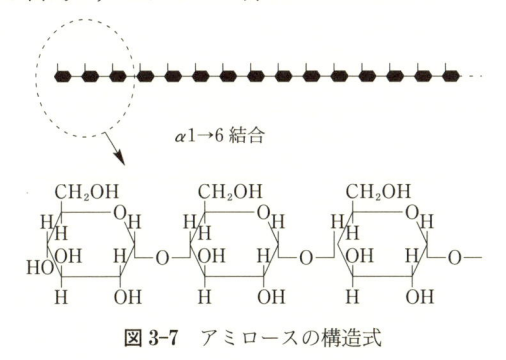

$\alpha 1 \rightarrow 6$ 結合

図3-7　アミロースの構造式

図 3-8 アミロペクチンの構造式

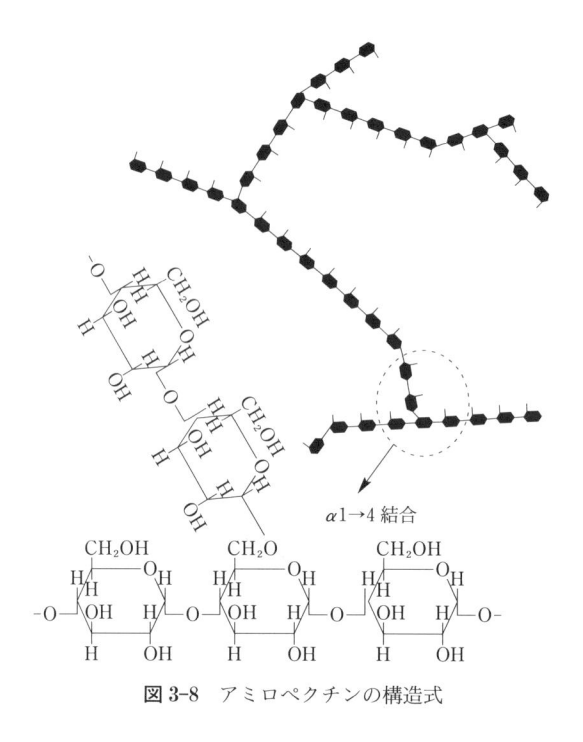

ぷんにのり化を起こさせ，やわらかくすることなのです．のり化によるご飯の粘度は，米に含まれるでんぷんを構成するアミロースとアミロペクチンの比率などによって異なります．アミロースを多く含む米ほど粘り気の少ない，硬いご飯になります．逆にアミロース含量の低い米ほどやわらかく，粘り気の強いご飯になります．

日本産の米に含まれるでんぷん中のアミロース含有量は，うるち品種で

表 3-5 日本米，タイ米の分析値および平均値の推定*

	日本米 ($n=62$)		タイ米 ($n=51$)	
	平均値	95%信頼区間	平均値	95%信頼区間
たんぱく質(%)	7.2	7〜8	7.8	7〜9
アミロース(%)	16.2	15〜17	25.9	24〜28

*『世界の米の品質評価』に掲載されている付表より，たんぱく質，アミロースともに分析値が掲載されている品種（もち品種は除く）のデータをもとに計算．

15〜17%のものが多いようです（表3-5）。もち品種ではアミロースをほとんど含まず，アミロペクチン100%でんぷんなので粘り気が強く，もちもちしたやわらかさになるのです。タイ米のでんぷんに含まれるアミロース量は24〜28%（表3-5）で，日本のうるち米に比べてアミロースが多いタイプの米品種です。したがって，タイ米のご飯は日本のうるち米ご飯に比べてパサパサした粘り気の少ない，硬い食感となります。なお，タイ米のご飯がぱさつく理由は，ただ単にアミロースが多いだけでなく，イネ栽培時の気候にも影響されるようです。日本の米は温帯地で栽培されますが，タイのような熱帯地では気温が高いのでイネの生育時にでんぷんの合成が進み，アミロース分子が大きくなり，また分子同士が固く結びついてしまいます。このため炊飯時の吸水性が悪く，のり化しにくいのでぱさつくのです。

のり化したでんぷんが冷めてくると次第に硬くなってきます。この状態をでんぷんの老化と言います。ご飯や餅など，でんぷん質の食品は時間がたつとだんだんと硬くなりますが，この現象が老化です。アミロースはアミロペクチンより老化しやすい性質があります。老化したでんぷんは再び加熱するとのり化し，やわらかくなります。このような特性はでんぷんの種類によって異なります。

おいしいご飯を炊くには米選びとその炊飯方法（水加減，浸漬時間など）がポイントですが（Q 24），タイ米のように粘り気の少ない，ぱさつく米は日本人向きではありません。しかし，その性質をうまく生かして，例えばバターライス，チャーハンなどに利用すればいいのです。

参考資料

1) 食糧庁・(財)全国米穀協会編：輸入米に関するＱ＆Ａ集（1994）
2) B.O.Julano, C.P.Villareal（横尾政雄訳）：世界の米の品質評価，輸入食料協議会事務局（1996）
3) (財)全国食糧検査協会編：米の食味評価最前線，日本農民新聞社（1997）

4. 乳製品・油脂製品

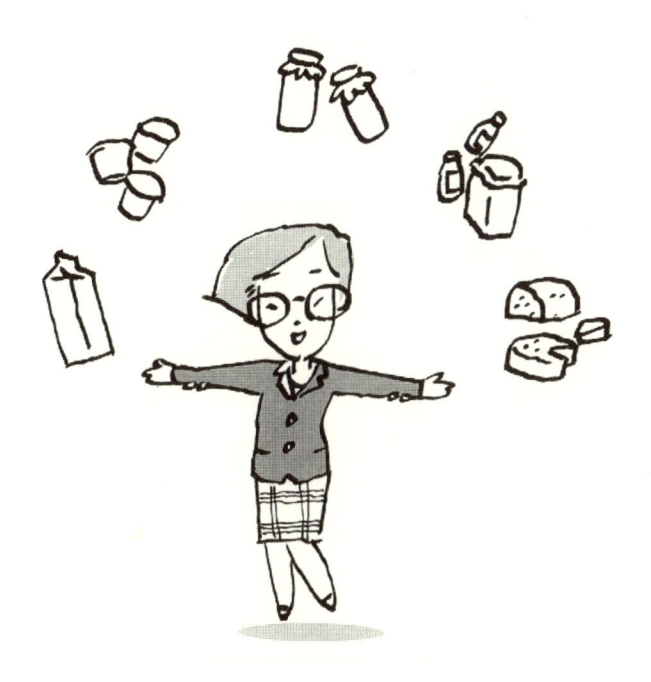

Q 10　牛乳を飲むとお腹がゴロゴロするわけは？

　牛乳をよく味わいながら飲むと甘味を感じますが，これは牛乳に乳糖（ラクトース）という糖類（グルコースとガラクトースが各1分子ずつ結合した二糖類）の1種が含まれているからです．牛乳には約4.6％の乳糖が含まれています．乳糖が体内に入ると，ラクターゼという乳糖分解酵素によって，結合していた2つの糖がグルコースとガラクトースに分解され，吸収されるという仕組みになっています．しかし，この酵素が少ない人もいて，乳糖が十分に分解されず，その結果お腹（なか）がゴロゴロしたり，下痢をしたりするのです．こうした症状を乳糖不耐症と言います．ラクターゼは一般に幼児期に多く，成人は少なく，全く持っていない人もいます．

　牛乳に乳酸菌を加え発酵させたものがヨーグルトです．乳酸菌は牛乳に含まれる乳糖やブドウ糖（わずかに含有）を栄養源として増殖しますが，その過程で多量の乳酸（酸味成分で有機酸の1種）を生成します．このことを乳酸発酵と言います．乳酸菌といってもいろいろな種類があり，ヨーグルトには

表4-1　牛乳，ヨーグルトの栄養成分（100g 当たり）

		エネルギー kcal	たんぱく質 g	脂質 g	炭水化物 g	ナトリウム mg	カリウム mg	カルシウム mg	マグネシウム mg	リン mg	鉄 mg	ビタミンA *	ビタミンB$_1$ mg	ビタミンB$_2$ mg
牛乳	普通牛乳	67	3.3	3.8	4.8	41	150	110	10	93	Tr	39	0.04	0.15
	加工乳（濃厚）	73	3.5	4.2	5.2	55	170	110	13	100	0.1	37	0.03	0.17
	（低脂肪）	46	3.8	1.0	5.5	60	190	130	14	90	0.1	13	0.04	0.18
ヨーグルト	全脂無糖	62	3.6	3.0	4.9	48	170	120	12	100	Tr	33	0.04	0.14
	脱脂加糖	67	4.3	0.2	11.9	60	150	120	22	100	0.1	0	0.03	0.15
	ドリンクタイプ	65	2.9	0.5	12.2	50	130	110	11	80	0.1	5	0.01	0.12

分析値：五訂日本食品標準成分表．
＊　ビタミンAはレチノール当量（μg）

ビフィズス菌，ブルガリクス菌，サーモフィルス菌，アシドフィルス菌などが使われます．さて，乳糖不耐症は乳糖を分解する酵素が不足しているために起こりますが，ヨーグルトの場合，乳酸菌が出す酵素が乳糖を分解してくれるので，牛乳がだめでもヨーグルトなら平気というわけです．

　なお，栄養的には牛乳と変わらないのですが（表4-1），ヨーグルトを食べると乳酸菌の働きによって腸内が清浄化され，体の免疫力が高められるので健康によいといわれています．その要因をまとめて表4-2，図4-1に示しま

表4-2　腸内菌の働き

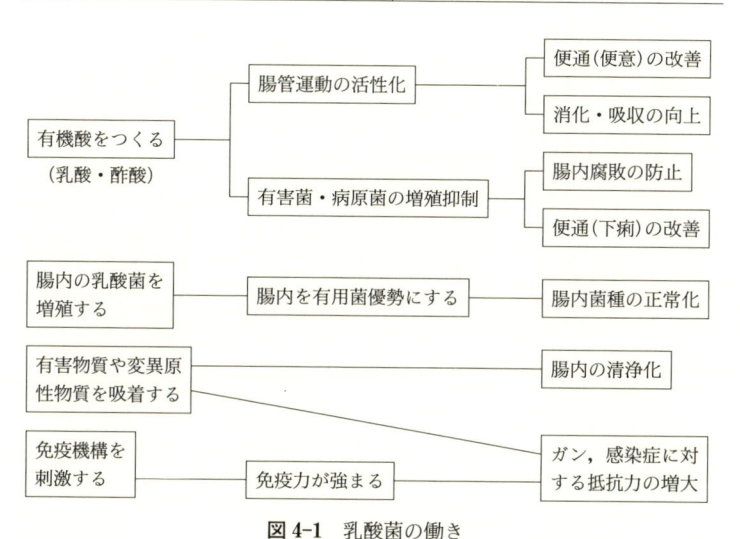

	菌の種類	働き	人体への影響
有用菌	乳酸菌（ビフィズス菌など）	ビタミンの合成 消化・吸収の補助 感染防御 免疫刺激	健康維持 老化防止
有害菌	ウエルシュ菌 ブドウ球菌 大腸菌（毒性株） バクテロイデス（毒性株）	腸内腐敗 細菌毒素の産生 発ガン物質の産生 ガス発生	健康阻害 病気の引き金 老化
中間の菌	バクテロイデス 大腸菌（無毒株） 連鎖球菌	健康なときはおとなしくしているが，身体が弱ったりすると腸内で悪い働きをする．	

図4-1　乳酸菌の働き

- 有機酸をつくる（乳酸・酢酸）
  - 腸管運動の活性化
    - 便通（便意）の改善
    - 消化・吸収の向上
  - 有害菌・病原菌の増殖抑制
    - 腸内腐敗の防止
    - 便通（下痢）の改善
- 腸内の乳酸菌を増殖する → 腸を有用菌優勢にする → 腸内菌種の正常化
- 有害物質や変異原性物質を吸着する → 腸内の清浄化
- 免疫機構を刺激する → 免疫力が強まる → ガン，感染症に対する抵抗力の増大

す．

参 考 資 料
1) ㈳全国はっ酵乳乳酸菌飲料協会，㈳全国牛乳普及会：ヨーグルトの素顔 (1997)
2) 明治乳業㈱：明治健康ニュース「乳酸菌で胃をまもる」(1999)

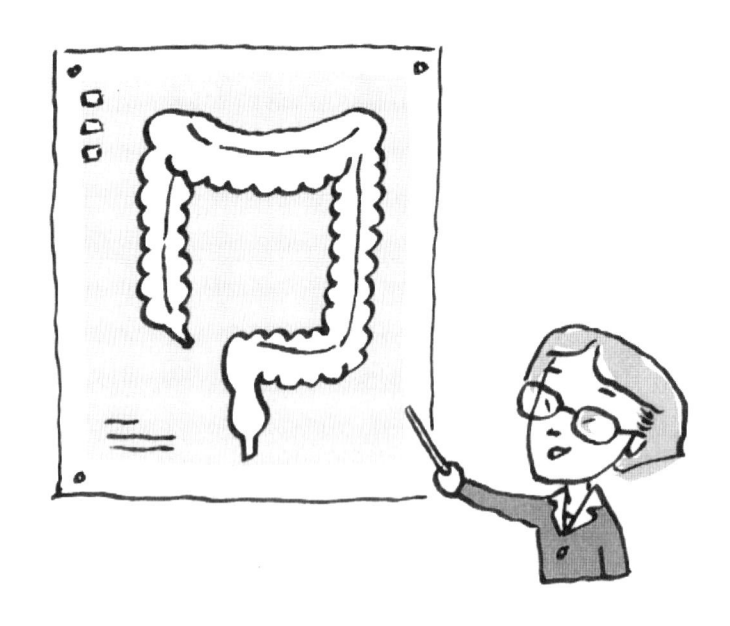

Q 11 「油」と「脂」の違いは？

　油脂の化学的な構造は，グリセロール（グリセリン）1分子に3分子の脂肪酸が結合したトリアシルグリセロール（トリアシルグリセリン．トリグリセリドともいう）（図4-2）が多数集まった化合物です．そして油脂を構成する脂肪酸の種類によって化学的・物理的・栄養学的性質が異なります．例えば大豆油は常温で液状，豚脂（ラード）は固形状なのはトリアシルグリセロールを構成する脂肪酸の種類の違いによるものなのです．常温で液状のアブラを「油」，固形状（またはゼリー状）のものを「脂」と区別し，油脂類を分類しています．主な油脂類の分類を図4-3に示します．

　脂肪酸は自然界で300種余り発見されていますが，その中で食用油脂に含

$$
\begin{array}{c}
\text{H} \\
\text{H–C–OH} \\
\text{H–C–OH} \\
\text{H–C–OH} \\
\text{H}
\end{array}
+
\begin{array}{c}
R_1\text{COOH} \\
R_2\text{COOH} \\
R_3\text{COOH}
\end{array}
\longrightarrow
\begin{array}{c}
\text{H} \\
\text{H–C–OOC}R_1 \\
\text{H–C–OOC}R_2 \\
\text{H–C–OOC}R_3 \\
\text{H}
\end{array}
+ 3\text{H}_2\text{O}
$$

グリセロール　　　　3種の脂肪酸　　　　トリアシルグリセロール
（グリセリン）　　　　　　　　　　　　　　（トリアシルグリセリン）

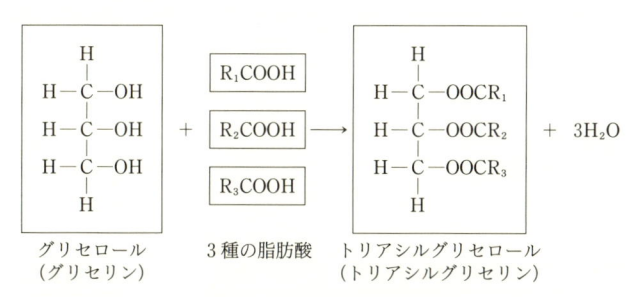

図4-2　油脂の化学的構造
（脂肪酸はトリアシルグリセロールが多数集まって構成されている）

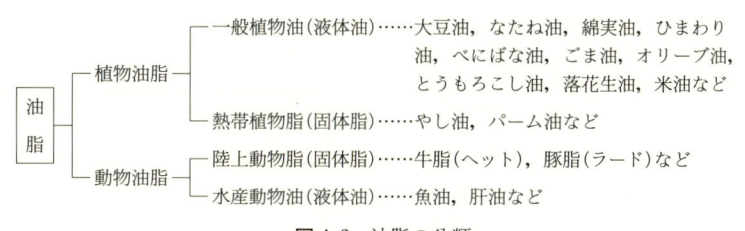

油脂
├─ 植物油脂
│　├─ 一般植物油（液体油）……大豆油，なたね油，綿実油，ひまわり油，べにばな油，ごま油，オリーブ油，とうもろこし油，落花生油，米油など
│　└─ 熱帯植物脂（固体脂）……やし油，パーム油など
└─ 動物油脂
　　├─ 陸上動物脂（固体脂）……牛脂（ヘット），豚脂（ラード）など
　　└─ 水産動物油（液体油）……魚油，肝油など

図4-3　油脂の分類

① ステアリン酸（$C_{18:0}$）

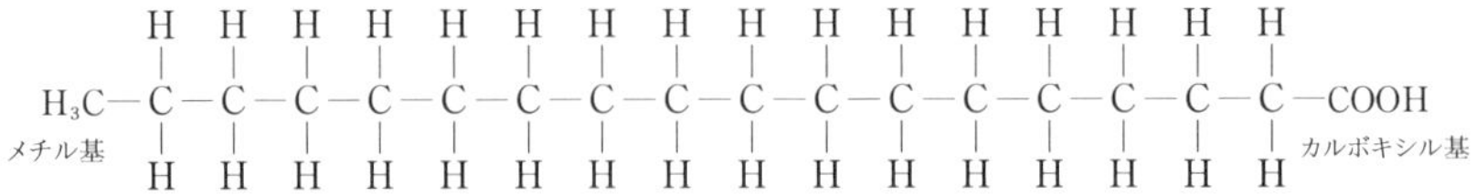

$$H_3C-\underset{H}{\overset{H}{C}}-\underset{H}{\overset{H}{C}}-\underset{H}{\overset{H}{C}}-\underset{H}{\overset{H}{C}}-\underset{H}{\overset{H}{C}}-\underset{H}{\overset{H}{C}}-\underset{H}{\overset{H}{C}}-\underset{H}{\overset{H}{C}}-\underset{H}{\overset{H}{C}}-\underset{H}{\overset{H}{C}}-\underset{H}{\overset{H}{C}}-\underset{H}{\overset{H}{C}}-\underset{H}{\overset{H}{C}}-\underset{H}{\overset{H}{C}}-\underset{H}{\overset{H}{C}}-\underset{H}{\overset{H}{C}}-\underset{H}{\overset{H}{C}}-COOH$$

メチル基　　　　　　　　　　　　　　　　　　　　　　　　　　　　カルボキシル基

② オレイン酸（$C_{18:1}$）

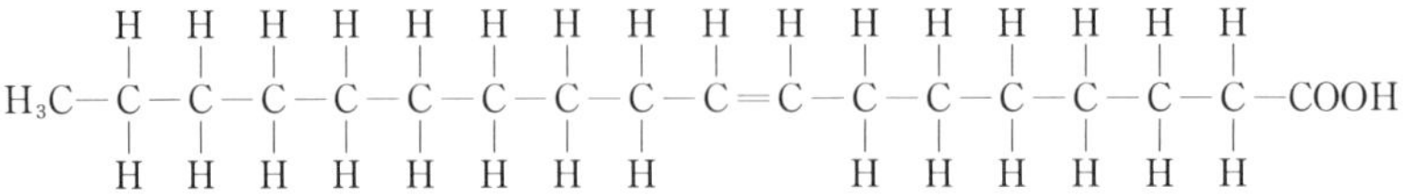

$$H_3C-\overset{H}{\underset{H}{C}}-\overset{H}{\underset{H}{C}}-\overset{H}{\underset{H}{C}}-\overset{H}{\underset{H}{C}}-\overset{H}{\underset{H}{C}}-\overset{H}{\underset{H}{C}}-\overset{H}{\underset{H}{C}}-\overset{H}{C}=\overset{H}{C}-\overset{H}{\underset{H}{C}}-\overset{H}{\underset{H}{C}}-\overset{H}{\underset{H}{C}}-\overset{H}{\underset{H}{C}}-\overset{H}{\underset{H}{C}}-\overset{H}{\underset{H}{C}}-\overset{H}{\underset{H}{C}}-\overset{H}{\underset{H}{C}}-COOH$$

③ リノール酸（$C_{18:2}$）

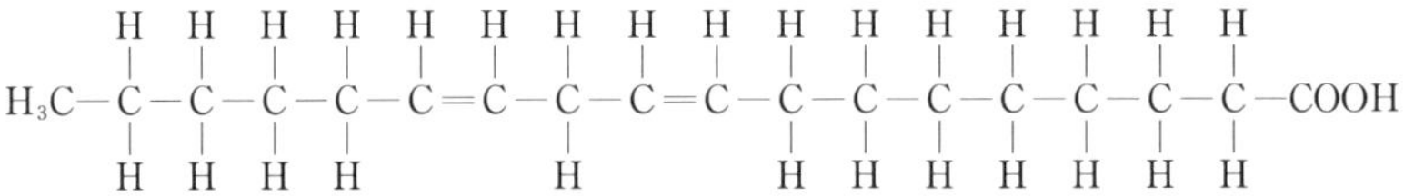

$$H_3C-\overset{H}{\underset{H}{C}}-\overset{H}{\underset{H}{C}}-\overset{H}{\underset{H}{C}}-\overset{H}{\underset{H}{C}}-\overset{H}{C}=\overset{H}{C}-\overset{H}{\underset{H}{C}}-\overset{H}{C}=\overset{H}{C}-\overset{H}{\underset{H}{C}}-\overset{H}{\underset{H}{C}}-\overset{H}{\underset{H}{C}}-\overset{H}{\underset{H}{C}}-\overset{H}{\underset{H}{C}}-\overset{H}{\underset{H}{C}}-\overset{H}{\underset{H}{C}}-COOH$$

④ リノレン酸（$C_{18:3}$）

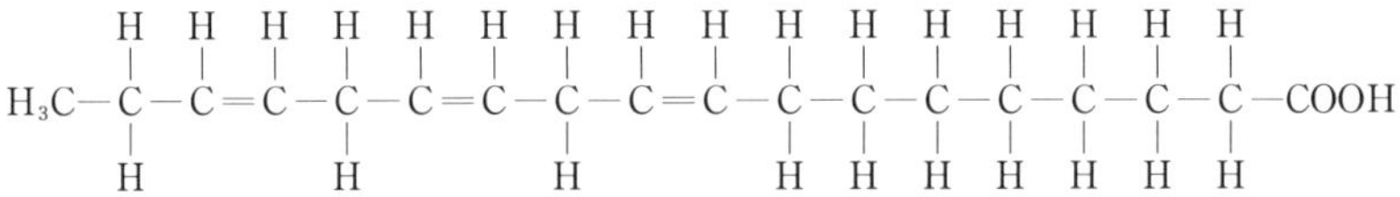

$$H_3C-\overset{H}{\underset{H}{C}}-\overset{H}{C}=\overset{H}{C}-\overset{H}{\underset{H}{C}}-\overset{H}{C}=\overset{H}{C}-\overset{H}{\underset{H}{C}}-\overset{H}{C}=\overset{H}{C}-\overset{H}{\underset{H}{C}}-\overset{H}{\underset{H}{C}}-\overset{H}{\underset{H}{C}}-\overset{H}{\underset{H}{C}}-\overset{H}{\underset{H}{C}}-\overset{H}{\underset{H}{C}}-\overset{H}{\underset{H}{C}}-COOH$$

図 4-4　代表的な脂肪酸の構造

まれる代表的な脂肪酸の構造式を図4-4に示します．これらの例ではいずれも炭素の数は18個です．そして脂肪酸の右側にあるカルボキシル基（-COOH）の炭素を1番目として，左側のメチル基（-CH₃）の炭素まで18個の炭素で構成されているのです．それぞれの油脂の違いは，二重結合の有無とその数および二重結合の位置によって決まります．二重結合というのは，隣り合った2つの炭素が2本の手で結ばれ，隣り合った炭素に付いている水素がそれぞれ1個ずつ除かれた構造のことです．ステアリン酸は二重結合がなく，オレイン酸は1個，リノール酸は2個，リノレン酸は3個あります．二重結合のない脂肪酸を飽和脂肪酸と言い，二重結合をもつ脂肪酸を不飽和脂肪酸と言います．

　一般に「油」は不飽和脂肪酸が多く，「脂」は飽和脂肪酸が多いタイプです．不飽和脂肪酸は飽和脂肪酸と比べて融点（とける温度）が低い性質があるため，常温では不飽和脂肪酸が多いと液状になりやすいのです．不飽和脂

肪酸の二重結合部分に水素を結合させて（水素添加あるいは硬化と言います）二重結合を解消し，飽和脂肪酸にすることも化学的に可能です．すなわち水素添加によって液体油を固体脂にすることができるのです．この技術は植物油（液体油）を原料とするマーガリン（固形状）の製造に用いられています（Q 12）．動物性の脂（豚脂や牛脂など）は飽和脂肪酸が多いので固形状であり，天ぷら油，サラダ油などの植物油は不飽和脂肪酸が多いので液状というわけです．

　脂肪酸の分類を表 4-3 に示します．表中例の「リノレン酸（$C_{18:3}$）」の表示は，炭素の数が 18 個で，二重結合が 3 個あることを表わしています．なお，魚油に多く含まれるエイコサペンタエン酸（EPA）は（$C_{20:5}$），ドコサヘキサエン酸（DHA）は（$C_{22:6}$）で表わされます．また，メチル基側から数えて 3 番目の炭素の位置に二重結合がある脂肪酸を「$n-3$ 系」，6 番目の位置にある脂肪酸を「$n-6$ 系」と呼びます．

　最後に栄養価について少しふれておきましょう．植物油に多く含まれるリノール酸やリノレン酸，アラキドン酸は，ヒトの体の組織が正常な機能を果たす上で必要欠くべからざるもの（必須脂肪酸）ですが，体内で合成することがほとんどできないので食物から摂取しなければなりません（必須脂肪酸

表 4-3　脂肪酸の分類

脂肪酸の分類			代表的な脂肪酸例		主な所在
二重結合の数	名　　称	二重結合の位置	$C_{i:j}$*	名　　称	
0 個	飽和脂肪酸		$C_{18:0}$	ステアリン酸	肉類，貝類
1 個	一価不飽和脂肪酸	$n-9$ 系	$C_{18:1}$	オレイン酸	肉類，魚類，植物油脂類
2 個以上	多価不飽和脂肪酸	$n-6$ 系	$C_{18:2}$	リノール酸	植物油脂類
		$n-3$ 系	$C_{18:3}$	リノレン酸	野菜類
		$n-6$ 系	$C_{20:4}$	アラキドン酸	魚介類
		$n-3$ 系	$C_{20:5}$	エイコサペンタエン酸（EPA）	魚介類
		$n-3$ 系	$C_{22:6}$	ドコサヘキサンエン酸（DHA）	魚介類

＊ 炭素の数（i）：二重結合の数（j）

の供給源)．また，これらの脂肪酸は心臓疾患，高血圧および糖尿病など生活習慣病の予防と治療に効果があるといわれています．こういったことから「食生活指針」(2000年3月，厚生労働省など)では，その1項として「動物性の脂肪よりも植物性の油を多めに」と掲げています．その理由は，動物性の脂肪(魚油を除く)は一般に飽和脂肪酸とコレステロールを多く含むため，過剰に摂取すると血清コレステロールを上昇させ，動脈硬化を促す原因となるのに対し，植物性の油および魚類の脂肪は，一般に多価不飽和脂肪酸を多く含んでいるので動脈硬化を抑制する作用があることが認められているからです．

主な油脂類の脂肪酸およびコレステロール含有量を表4-4に示します．

表4-4 主な油脂類の脂肪酸およびコレステロールの含有量

分類	油脂の種類	飽和脂肪酸 (g)	不飽和脂肪酸		コレステロール (mg)
			一価 (g)	多価 (g)	
植物油	なたね油	6.1	57.4	30.7	2
	べにばな油	7.7	73.1	14.9	0
	とうもろこし油	12.5	32.5	48.7	0
	大豆油	14.0	23.2	57.4	1
	オリーブ油	14.0	70.7	9.5	0
	ごま油	14.2	37.0	42.6	0
	綿実油	22.0	18.0	54.1	0
植物脂	やし油	84.9	6.5	1.9	1
	マーガリン(加工脂)	19.5	33.2	24.6	5
動物脂	豚脂(ラード)	39.5	45.5	10.3	100
	牛脂(ヘット)	45.5	46.2	3.4	100
	有塩バター(加工脂)	51.4	20.9	2.4	210

分析値：五訂日本食品標準成分表．

参考資料

1) 藤巻正生他編：「脂肪を探る」，㈶日本食肉消費総合センター (1994)
2) 科学技術庁資源調査会：五訂日本食品標準成分表 (2000)
3) 五明紀春，長谷川恭子共編：アミノ酸&脂肪酸組成表，女子栄養大学出版部 (2000)

Q 12　バターとマーガリンの違いは？

　見かけも用途もほぼ同じバターとマーガリンですが，原料や製造方法が全く違うものです．原料についてですが，バターは新鮮な牛乳（生乳）から分離したクリームを原料に用います．したがってバターの脂肪は牛乳の脂肪分（動物脂）です．マーガリンの原料は，天ぷらやドレッシングなどに使う植物油（液状）です．これに水素を添加して固形状にし，乳製品やビタミンA, $β$-カロテン，乳化剤，着色料などを加え，外観的にも栄養的にもバターと遜色のないように加工されています．1869年，フランスでバターの代用品として開発されたマーガリンですが，日本では現在バターより健康的などとPRされ，まさに独立した商品に成長しています．

　栄養成分（表4-5）で両者を比較してみると明らかなように，ビタミンA, E, K, 脂肪酸，コレステロール以外はほとんど差はありません．コレステロール含有量の差異は使用した油脂の成分によるものです（植物油より動物脂の方がコレステロールが多い）．ビタミン類含有量の違いは，バターは原料に由来するものですが，マーガリンは添加しています．また，食塩は調味付けとして使用されていて各製品に見合った量が添加されているのですが，マーガリンは低塩を意識してバターより低めに抑えていると考えられます．最も違いが大きいのは脂肪酸組成です．すなわち原料が動物脂か植物油かによる違いです．「脂」と「油」の違いについてはQ11を見て下さい．実はここがバターよりマーガリンの方が健康によいといわれる理由のポイントです．それらを構成する脂肪酸の種類が健康に関係しているのです．

　マーガリンに多く含まれる多価不飽和脂肪酸の1種であるリノール酸は，マーガリンの原料となるべにばな油，コーン油，大豆油，綿実油などに多く含まれています．リノール酸はコレステロールが血管などに沈着するのを防止する効果があるので，動脈硬化や心臓病を予防することが分かっていま

表 4-5 バターとマーガリンの栄養成分表（100 g 当たり）

		有塩バター	マーガリン類	
			マーガリン	ファットスプレッド
エネルギー（kcal）		745	758	631
水　　　分（g）		16.2	15.5	29.7
たんぱく質（g）		0.6	0.4	0.4
脂　　　質（g）		81.0	81.6	68.0
炭水化物（g）		0.2	1.2	0.7
ミネラル	カリウム（mg）	28	27	17
	カルシウム（mg）	15	14	810
	リ　ン（mg）	15	17	Tr
	鉄（mg）	0.1	Tr	
ビタミン	ビタミン A	520	1 800	63
	ビタミン E（mg）	1.5	19.1	18.1
	ビタミン K（μg）	17	53	71
	ビタミン B_1（mg）	0.01	0.01	0.02
	ビタミン B_2（μg）	0.03	0.03	0.02
	パントテン酸（mg）	0.06	Tr	Tr
脂肪酸	飽　和（g）	51.44	19.50	17.6
	一価不飽和（g）	20.90	33.21	29.0
	多価不飽和（g）	2.43	24.64	17.9
コレステロール（mg）		210	5	4
食　塩（g）		1.9	1.2	1.1

分析値：五訂日本食品標準成分表．

す．すなわち動物脂（バター）より植物油（マーガリン）の方が健康的というわけです．しかし最近，リノール酸の多量摂取は健康によくないという説も出ています．これは，リノール酸を必要以上に摂取すると善玉コレステロールまで減らしてしまうというものです．そこで注目されたのがべにばな油を原料にしたマーガリンで，どの商品もオレイン酸（一価不飽和脂肪酸）含量の多いことを強調しています．べにばな油の中には高オレイン酸精製油（ハイオレイック）があり，脂肪酸組成の 76.7％がオレイン酸です（日本植物油協会）．オレイン酸もリノール酸と同じようにコレステロールを減らす効果があるのですが，リノール酸とは違って，血中コレステロールの悪玉（LDL）のみを減らす働きがあることが分かったのです．さらにオレイン酸は酸化しにくいため，体内での過酸化脂質ができにくく，ガンを予防する効

表 4-6 マーガリン類のJAS (抜粋)

	マーガリン		調製マーガリン	ファットスプレッド
	上　級	標　準		
油脂含有率	80%以上	80%以上	75〜80%	75%未満
乳脂肪含有率	30%未満	30%未満	30%未満	30%未満，かつ油脂中50%未満
油脂含有率および水分の合計量	—	—	—	85%（糖類，ハチミツ類または風味原料を加えたものについては65%以上）
水　　分	16%以下	17%以下	22%以下	—
ビタミンA	100gにつき4 500 IU以上	—	—	—

果が認められています．

　さて，マーガリン類のパッケージ表示を見たことがありますか．見た目にはマーガリンと全く同じなのに，「品名：ファットスプレッド」と表記されているのもあります．JAS（日本農林規格）では油脂含有率が80%以上のものを「マーガリン」，75%未満のものを「ファットスプレッド」，その中間（75〜80%）のものを「調製マーガリン」に区分しています（表4-6）．マーガリン類が健康に良いという理由の2つ目に，このファットスプレッドの存在が浮上してきました．油脂の含有量がマーガリンより少ない，いわゆる低脂肪・低エネルギー（カロリー）タイプの商品であるファットスプレッドは脂肪摂取量が少なく，肥満の防止になるというわけです．この中には「エネルギー 1/2」などもあります．現在のマーガリン市場はこのファットスプレッドが主流です．

　以上のようにバターとマーガリン類を比較すると，マーガリンは健康によいとされる植物油が原料で，しかも低脂肪の商品が市販されているということで人気があるようです．

　最後にバターとマーガリンの使い分けについてふれておきます．マーガリンは油脂加工食品（バターは乳製品）ですから，消費者ニーズに合わせてい

ろいろなタイプの製品を製造することが可能です．例えば，パンに塗りやすいソフトタイプ，料理用には少し硬めのもの（ハードタイプ），そしてダイエットブームに合わせた低カロリータイプなどです．したがって，用途に応じバターをマーガリンに置き換えることができます．しかし前述のように，バターの原料は牛乳から取り出した乳脂肪（マーガリンは植物油）ですから，物理的性質（室温での溶け具合，なめらかさ）などに多少の違いが見られます．最も大きな違いは，バターには独特な芳香や風味があることです．これを生かす料理として，例えばバター焼き，クッキーやケーキ類，オムレツなどが挙げられるのではないでしょうか．

参 考 資 料

1) 深沢利行編：脂肪を探る，㈶日本食肉消費総合センター（1994）
2) 日本マーガリン工業会編：マーガリン（1998）
3) 雪印乳業㈱編：バターの話（1998）
4) 雪印乳業㈱編：マーガリンの話（1998）
5) 奥田拓道監修：健康・栄養食品事典，東洋医学舎（2000）

5. 発酵食品

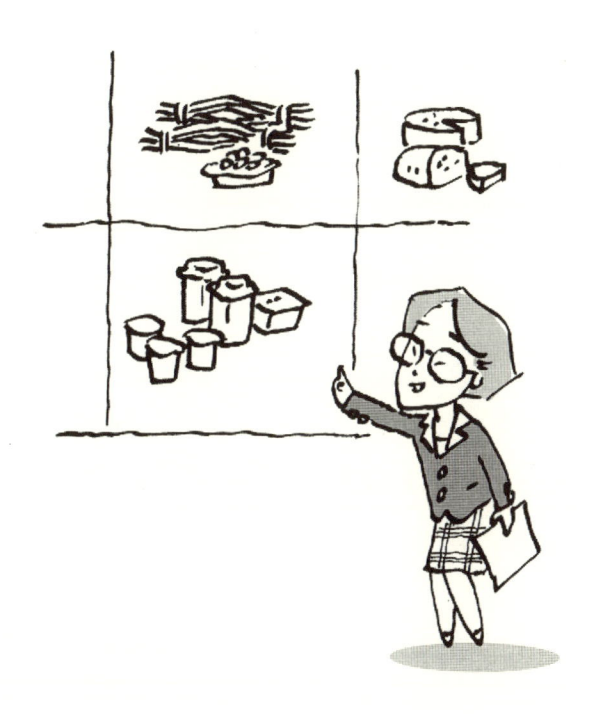

Q 13 微生物によって発酵食品が出来たり，食品が腐ったりと，その違いは？

　微生物（発酵菌）を上手に利用して嗜好性の高い有用な食品を作りだす工程を発酵と言い，それによって作られた食品を発酵食品と言います．これに対し，食品の腐敗は，微生物（腐敗菌）によって食品中のたんぱく質，炭水化物，脂質などの栄養成分が分解され，食べられる状態を越え，不可食な食品になることを言います（Q 33）．無数に存在する微生物の中には，食品分野に限らず人間にとって有効に働くものもあれば有害に働くものもあり，い

表 5-1　微生物による発酵食品の分類

微生物の分類	食品名	主要微生物の種類	主原料
① 酵母を利用するもの	ビール ぶどう酒 果実酒 蒸留酒 パン	ビール酵母 ぶどう酒酵母 酵母 酵母 パン酵母	大麦 ブドウ 果実 果実・穀類・砂糖 小麦粉・ライ麦粉
② カビを利用するもの	甘酒 テンペ 甘みそ かつお節	麹菌 リゾープス 麹菌 ペニシリウム・コウジカビ	米 大豆 米・大豆・塩 カツオ
③ 細菌を利用するもの	納豆 チーズ ヨーグルト 農産漬物	納豆菌 乳酸菌 乳酸菌 乳酸菌	大豆 乳 乳 野菜
④ 2種以上の微生物を利用するもの	清酒 焼酎 カマンベールチーズ 乳腐 みそ しょうゆ 米酢	麹菌・清酒酵母・乳酸菌 焼酎麹菌・焼酎酵母 ペニシリウム・乳酸菌 ムコール・酵母・乳酸菌 麹・酵母・乳酸菌 麹・酵母・乳酸菌 麹・酵母・乳酸菌	米 穀類・いも類 乳 豆乳 大豆・米（麦）・塩 大豆・小麦・塩 米

5. 発酵食品

① 糸引き納豆（原料：大豆）

蒸煮した大豆に納豆菌を噴霧植菌し，容器に一定量入れた後40～50℃で18時間ほど発酵させる．

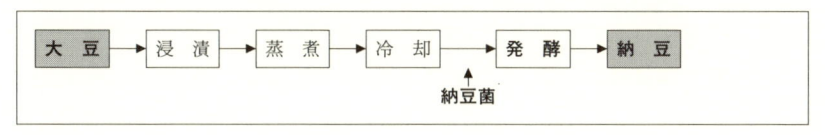

```
大豆 → 浸漬 → 蒸煮 → 冷却 → 発酵 → 納豆
                              ↑
                            納豆菌
```

② ヨーグルト（原料：牛乳，脱脂乳など）

全乳（または脱脂乳）を加熱殺菌後30～40℃に冷却し，乳酸菌を入れ，10～15時間ほど発酵させる．

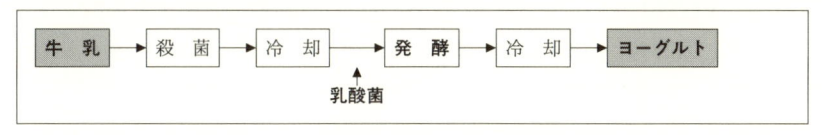

```
牛乳 → 殺菌 → 冷却 → 発酵 → 冷却 → ヨーグルト
                      ↑
                    乳酸菌
```

③ 食パン―中種法―（原料：小麦粉，イースト，食塩，砂糖，油脂など）

小麦粉，水，酵母（イースト）をもとに中種生地を作り，それを発酵させた後，残りの原料（小麦粉，食塩，砂糖，油脂など）を入れて本捏生地を仕込む．

```
中種原料                                    パン原料
小麦粉・水 → 中種ミキシング → 中種発酵 → 生地ミキシング ← 小麦粉・食塩・砂糖・油脂など
    ↑
   酵母
                                            ↓
パン ← 焼成 ← 最終発酵 ← 整形 ← 中間発酵
```

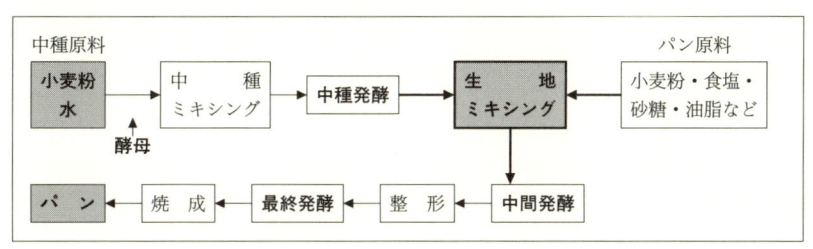

④ ナチュラルチーズ（原料：牛乳）

牛乳を乳酸菌で発酵させ，さらに凝乳酵素（レンネット）を加えて出来た凝乳から乳清（ホエー）を除去し熟成する．

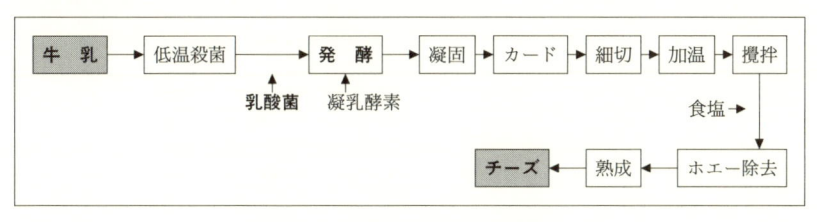

```
牛乳 → 低温殺菌 → 発酵 → 凝固 → カード → 細切 → 加温 → 撹拌
                  ↑      ↑                              ↓
                乳酸菌  凝乳酵素                      食塩→
                                                         ↓
                            チーズ ← 熟成 ← ホエー除去
```

図5-1 発酵食品の作り方（例）

ろいろなものが存在します．食品分野で言うならば，微生物の有効利用が発酵で，有害な働きが食品の腐敗ということです．

今でこそ発酵食品と名付けられていますが，昔は自然環境の中で微生物の働きとも知らずに経験を生かして，しょうゆやみそ様の食品など，いろいろ作っていたのです．しかし，目に見えない小さな生物を相手に発酵食品を完成させるには，永年の発酵技術が基盤になっています．研究を前進させたのは顕微鏡の発明です．そして改良が加えられ，顕微鏡の発達により微生物に関する研究が盛んに行われるようになりました．その結果，発酵に役立つ微生物を単離（取り出すこと）・育成し，いろいろな分野に利用するまでに至ったのです．発酵食品は微生物の種類，育成時間（発酵時間），温度・湿度などの発酵条件が香り，味，食感などに大きく影響してきます．

現代でも，よりおいしい発酵食品を作るために有効な微生物を探し求め，発酵技術の研究開発が盛んに行われています．そして，こういう研究成果が私たちの食卓を楽しませてくれているのです．

なお，発酵食品に利用される微生物は腐敗と同様カビ，酵母，細菌ですが，それぞれに特質があるので食品の種類によって利用される微生物の種類は決まってきます（表5-1）．主な発酵食品の作り方を図13-1に示しましたが，ワイン，みそ，しょうゆについてはQ 15, Q 18, Q 19を見て下さい．

参 考 資 料

1) 村尾澤夫，藤井ミチ子，荒井基夫：くらしと微生物（改訂版），培風館（1998）
2) 山中英明，藤井建夫，塩見一雄：食品衛生学，恒星社厚生閣（1999）

Q 14　納豆のネバネバはなに，また納豆が体によいわけは？

　納豆には糸引き納豆と寺納豆の2種類がありますが，見た目も製法も全く異なります．通常「納豆」といえば「糸引き納豆」のことです．納豆は蒸煮した大豆に納豆菌（*Bacillus natto*）を植え付けて発酵・熟成させた，いわゆる発酵食品です（Q 13）．

1)　納豆の粘性物質

　発酵の段階で納豆菌は増殖しながら粘性物質を生成します．これが糸を引く原因物質で，この物質はポリグルタミン酸とフルクタン（レバン）の2物質が結合したものです．ポリグルタミン酸というのはアミノ酸の1種であるグルタミン酸が多数（10〜50個）結合した物質，フルクタンは糖類の1種であるフルクトース（果糖）の重合体で，両者の結合割合は 60〜80：40〜20 です．熟成が進むにつれてポリグルタミン酸の割合が増え，フルクタンは減少していきます．ポリグルタミン酸は納豆のネバネバの本体で，フルクタンはそのネバネバを安定させる性質があります．このように納豆菌によって強い粘性物質が生成されることから糸引き納豆と呼ばれるのです．また，納豆はよくかきまわすほど粘りが出てきますが，これはナットウキナーゼという酵素が多くなるためで，白くなるのはかきまわしているときに空気が入るからです．

　納豆の表面に白くボツボツの斑点がついているのを見て，カビと勘違いし，捨ててしまう人もいると聞きますが，これはアミノ酸の1種チロシンが析出したもので害はありません．

　納豆のたんぱく質は納豆菌が生成するプロテアーゼ（たんぱく質分解酵素）によりアミノ酸に分解され，うま味を形成します．また，納豆は熟成が進むほど納豆特有のにおいが強くなります．これは納豆菌が大豆成分を分解して

出来る物質（例えばイソ酪酸，2-メチル酪酸，含窒化合物のピラジン類，特にテトラメチルピラジンなど）およびアミノ酸が分解されて出来るアンモニアなどのにおいですが，発酵しすぎると，言い換えると納豆が古くなるとアンモニア臭が強くなり，においがわるくなります。なお，納豆菌は発酵中にいろいろな物質（例えば分解酵素，ビタミンB群など；表5-2）を生成し，消化し

表5-2 大豆（ゆで）と納豆の成分（含有量：100g中）
右欄の★印は水分ゼロ換算にした場合の値が「ゆで」<「納豆」の栄養成分

成　分　（単位）		国産大豆 ゆで	糸引き納豆	水分ゼロ換算*		
				ゆ　で	納　豆	
水　　分　（g）		63.5	59.5	0	0	
たんぱく質（g）		16.0	16.5	43.8	40.8	
脂　　質　（g）		9.0	10.0	24.7	24.7	
炭水化物　（g）		9.7	12.1	26.6	29.9	
ミネラル	カリウム　（mg）	570	660	1 562	1 630	★
	カルシウム（mg）	70	90	192	222	★
	マグネシウム（mg）	110	100	301	247	
	リ　ン　（mg）	190	190	521	469	
	鉄　　（mg）	2.0	3.3	5.5	8.2	★
	亜　鉛　（mg）	2.0	1.9	5.5	4.7	
	銅　　（mg）	0.25	0.61	0.7	1.5	★
ビタミン類	ビタミンA　（μg）	1	0	2.7	0	
	ビタミンD　（μg）	0	0	0	0	
	ビタミンE　（mg）	1.6	1.2	4.4	3.0	
	ビタミンK　（μg）	7	870	19.2	2 149	★
	ビタミンB_1（mg）	0.22	0.07	0.6	0.2	
	ビタミンB_2（mg）	0.09	0.56	0.2	1.4	★
	ナイアシン　（mg）	0.5	1.1	1.4	2.7	★
	ビタミンB_6（mg）	0.11	0.24	0.3	0.6	★
	ビタミンB_{12}（μg）	0	Tr	—	—	
	葉　酸　（μg）	39	12	107	30	
	パントテン酸（mg）	0.29	360	0.8	889	★
	ビタミンC　（mg）	Tr	Tr	—	—	
コレステロール（mg）		Tr	Tr	—	—	
食物繊維　（g）		7.0	6.7	19.2	16.5	

分析値：五訂日本食品標準成分表．
* 水分ゼロ換算とは，各製品の水分をゼロとしたときの成分含有量で，各成分の含有量×100/(100－水分含有量)
「ゆで」の場合：各成分含有量×100/(100－63.5)（乗数：2.74）
「納豆」の場合：各成分含有量×100/(100－59.5)（乗数：2.47）

やすい形の食品になって，単なるゆでた大豆とは異なった栄養的な食品になります．

2) 納豆の健康効果

次に納豆が体に良い理由についてですが，納豆の原料となる大豆は「畑の肉」ともいわれ，たんぱく質も多く栄養バランスのとれた食品の1つです．納豆が大豆と異なる点は，前述のように納豆菌によって大豆の成分が分解されたり，納豆菌の生成する酵素の働きによって有用な物質が作られたりと，納豆菌の働きによって一段と健康に良い食品に変身するということです．これが加工食品のよさ・おもしろさに通じるのでしょう．納豆が健康に良いという報告はいろいろありますが，次のような効果があるようです．

(1) 大豆よりビタミン類が多い

納豆菌の働きにより納豆は，大豆よりもビタミンB群（ビタミンB_2，B_6，パントテン酸，ナイアシンなど）の含有量が多くなります．きわだって多くなるのがビタミンK，ビタミンB_2，パントテン酸などです．これは納豆菌が発酵中にビタミン類をつくり出すためです．納豆にはたくさんの消化酵素が分泌されているので，その働きを補助するビタミン類が増えるのは理にかなったことといえます．

(2) 納豆は消化吸収率を高める

プロテアーゼ（たんぱく質の消化酵素），アミラーゼ（でんぷんの消化酵素）などは体内で自然と分泌されています．しかし納豆は，納豆菌がそれらの酵素を生成しながら大豆の栄養成分を分解するので，納豆自体がすでに消化されている状態になっています．つまり，納豆菌の生成する酵素が働いて消化の代役をしてくれているということです．したがって体内での消化吸収率が高くなります．単なる大豆の煮豆なら65％ほどの消化吸収率ですが，納豆になるとその吸収率は90％にアップします．なお，豆腐の消化吸収率は納豆よりも高く95％です．

(3) 血液の流れをスムーズに，骨粗しょう症の予防に

　納豆のネバネバの部分から，ナットウキナーゼと呼ばれる血栓溶解作用をもつ酵素が発見されました．この酵素は血栓（血液の固まり）を溶かすプラスミンという酵素の合成を促進する働きがあるようです．すなわち，間接的に血液の流れをスムーズにする効用があるので，納豆を食べると脳梗塞（のうこうそく）や心筋梗塞を予防するというわけです．片や表5-3に示すように，納豆には血液凝固作用のあるビタミンKを多く含んでいます．したがって「ワーファリン」といって血液が固まるのを防ぐ薬を服用している人は納豆を食べてはいけないとされています．ご注意を．

　また，ビタミンKは骨代謝においても重要な役割を果たしていることが分かっています．すなわち，ビタミンK（特にK_2）には骨形成促進効果があり，またK_2は破骨細胞による骨吸収を抑制するので，骨粗しょう症の予防に役立つといわれています．

(4) 腸内での抗菌力・整腸作用

　納豆菌はある種の腸内有害菌やウイルスに対して，抗菌力が強く，抑制効果を持っています．特に病原性大腸菌（O 157など）に対する抗菌力が強いといわれています．また，納豆菌は腸内の腐敗菌を押さえ込む時間（持続性）はビフィズス菌よりもはるかに長く，整腸力に優れています．これはビフィズス菌は酸に弱いので，摂取しても多くは胃酸により死滅し，腸にまで行っても早く消滅してしまうからです．

(5) 便秘に効く

　一般に食物繊維は便秘に効くといわれますが（Q 30），この食物繊維と納豆菌が共存することによって便秘や胃のただれの予防に役立ちます．

(6) 制ガン作用

　そのほか，大豆そのものに含まれている大豆サポニン，オリゴ糖，食物繊維などがガン予防に有効であるといわれています．

表5-3 納豆の有効成分とその働き

物 質 名	働 き
○大豆たんぱく質	・体内ではペプチド，アミノ酸に分解され，筋肉や臓器を構成したり，酵素やペプチドホルモン，神経伝達物質などを合成する．コレステロール抑制，血圧降下，動脈硬化の予防．
○大豆サポニン	・大豆の苦味・渋味・えぐ味などのような収れん味の主成分．老化を促進する脂質の過酸化抑制作用あり．高脂血症，高血圧症，動脈硬化などの血清脂質改善効果あり． ・老化防止，ガン予防．代謝の促進に深く関与．
○レシチン	・リン脂質の1種．悪玉コレステロールを取り除く．高血圧，動脈硬化の予防． ・抗酸化性（組織の老化予防）　・脳細胞の活性化　・体内脂肪の分解 ・代謝を促進　・肥満予防．
○リノール酸	・コレステロール抑制． ・老化予防．
○オリゴ糖	・単糖（ブドウ糖，果糖など）が3〜10個結合したもの．消化されないで大腸に達し，ビフィズス菌の栄養となって増殖を促進し，腸内環境を正常化する．これにより便秘を改善し，腸内腐敗物の軽減に役立つ．発ガン物質の抑制．
○カリウム	・水分やナトリウムを排出し，血圧を下げる．
○カルシウム	・ストレス解消． ・骨粗しょう症予防．
○鉄	・貧血予防．
○ビタミンE	・体内でのさまざまな物質の酸化と過酸化脂質の生成抑制．血行を促進し，肩こりや肌荒れを予防．老化予防．
○ビタミンK	・血液凝固作用． ・骨粗しょう症予防．
○ビタミンB群	・補酵素の役割．
ビタミンB_1	・糖質の代謝に関与．
ビタミンB_2	・脂質の代謝に関与．
ナイアシン	・酸化還元酵素の補酵素の構成成分．糖質・脂質の代謝に関与．
ビタミンB_6	・アミノ酸の代謝に関与．
葉　酸	・アミノ酸代謝，核酸成分の合成に補酵素として関与．
パントテン酸	・糖質・脂質の代謝に関与する酵素の補酵素の構成成分として重要．
○食物繊維	・大腸ガン予防，コレステロール抑制，血糖値をコントロール．
●ナットウキナーゼ	・血栓溶解物質（プラスミン）の合成促進．脳梗塞，心筋梗塞などの予防．
分解酵素　●プロテアーゼ	・たんぱく質（プロテイン）をペプチド，アミノ酸に分解．
●アミラーゼ	・でんぷんを麦芽糖（マルトース）に分解．
●リパーゼ	・脂肪をグリセロールと脂肪酸に分解．
●セルラーゼ	・セルロース（繊維質）を糖に分解．
●スクラーゼ	・ショ糖（スクロース）をブドウ糖（グルコース）に分解．
●ウレアーゼ	・尿素（ウレア）をアンモニアに分解．

○印：大豆本来のもつ成分，●印：納豆菌が分泌する酵素．

納豆の有効成分とその働きについて表5-3にまとめました．また大豆（ゆで）と納豆の栄養成分をまとめた表5-2の分析値は『五訂日本食品標準成分表』（科学技術庁）の引用ですが，分析に用いた「大豆（ゆで）」と「納豆」の原料大豆は同一とは限らないので，多少の誤差があることを前提に両者を比較してみました．その結果，納豆は大豆（ゆで）に比べ，確かにビタミンK，B_2，ナイアシン，ビタミンB_6，パントテン酸などの増加（表中★印）が明らかです．なお「ビタミンB_{12}の増加」を記述している参考書もありますが，この表の数字からは確認されませんでした（ただし分析値として，「0」と「Tr」に違いがあると見なせば別ですが）．

参　考　資　料

1) 須見洋行：納豆健康法，KKダイナミックスセラーズ（1990）
2) 原　敏夫：納豆は地球を救う，リバティ書房（1994）
3) 吉田企世子，大庭英子編：おいしいクスリ　大豆，保健同人社（1995）
4) 町田　忍：納豆大全，小学館（1997）
5) 日本ビタミン学会：ビタミンの事典，朝倉書店（1997）
6) 奥田拓道監修：健康・栄養食品事典，東洋医学舎（2000）
7) 小泉武夫：納豆の快楽，講談社（2001）

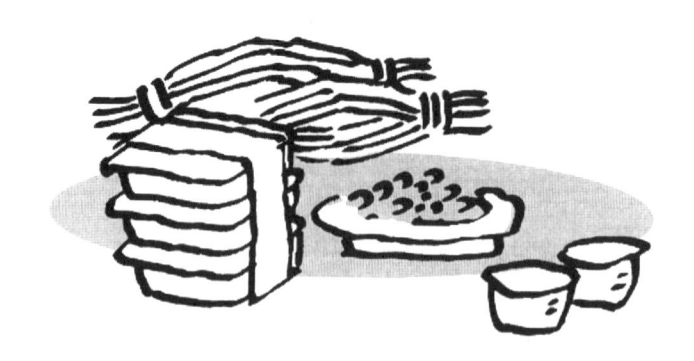

Q 15　ワインにはなぜ「赤」と「白」があるの？

　ワインすなわち「ぶどう酒」はその名のとおりブドウを主原料とし，ワイン酵母（ぶどう酒酵母）を用いて発酵させたものです．一般に市販されているワインのアルコール含有量は7〜14％です．
　白ワインに使用するブドウの種類はデラウェア，ネオマスカット，甲州，シャルドネ，セミヨン，リースリングなど，色が薄い品種です．製造に当たっては果皮や種を除いた果汁にワイン酵母を入れ発酵させます．
　片や赤ワインは果皮が濃赤色あるいは黒紫色をしているマスカット・ベーリーA，カベルネ・ソーヴィニヨン，メルロー，ピノ・ノワールなどを用い，果皮や種を含んだ果汁に酵母を入れ発酵させます．ブドウの果皮にはアントシアニン系の色素「オエニン」を含み，この色素は酸性液で赤色を呈します．また，赤ワインは白ワインに比べて渋い味がしますが，これは果皮や種に含まれている苦味物質「タンニン」によるものです．このように原料としてブドウの果皮や種を使うか否かでワインの仕上がり状態（色，味など）

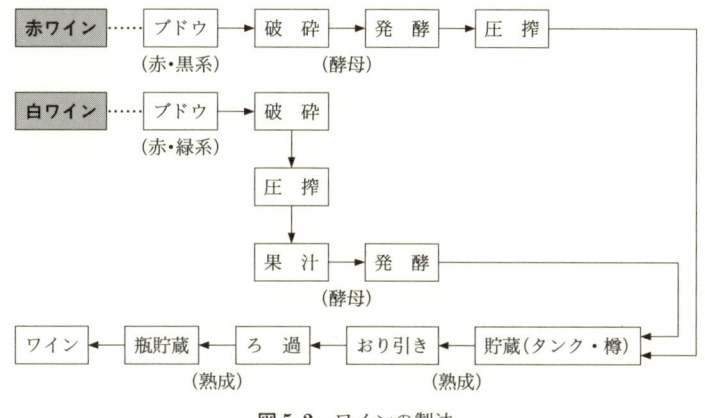

図5-2　ワインの製法

が異なってくるわけです．ワインの製造プロセスを図 5-2 に示します．

　赤と白の中間にある「ロゼワイン」は，一般には赤ワインと同じ工程で造りますが，色（バラ色）や苦味がロゼワインの水準に達した時点で果皮，種をろ過して仕上げます．また，赤系ブドウと白系ブドウの果汁を適宜混合して白ワインと同じ方法で発酵させて造る方法もあります．なお，赤ワインと白ワインをブレンドしてロゼワインとすることは多くの国々で禁止されていますが，日本では認められています．特に欧米諸国では，ロゼワインを白・赤の中間製品という見方ではなく，それなりに独立した製品という考え方です．それだけワイン製造に力を入れているので，ブドウ品種も優れており，品種改良したブドウを栽培して原料としています．なお，使用したブドウの品種についてはワイン容器のラベルに表記されています．ワインの出来ばえは原料となるブドウの品種，原産地，収穫年度，醸造元などにより大きな差が出ます．

　一般にワインは品質によって 2 つに大別されます．

1) 指定地域優良ワイン

　指定されたブドウ品種や産地の優良ワインは，原料ブドウの栽培の段階から収穫，醸造，熟成に至るまで入念に仕上げられ，生産地や生産量も厳しく規制されているため，高品質で生産量は少なく，値段も高いのですが，ワインの出来ばえは格別です．瓶詰した後も熟成を続け，風味が向上するのが特徴です．

2) 日常消費用ワイン

　いわゆる「テーブルワイン（食中酒）」のことで，特に規制なく製造ができるので生産量が多く，値段も安く，フレッシュでフルーティな味わいが特徴です．市場には飲み頃の熟成度で出荷されます．

　このようにワイン品種はまさに「ピンからキリまで」いろいろです．安くておいしいワインもたくさんありますので，試し飲みするのもワインの楽しい飲み方かもしれません．

ワインの辛口とか甘口の区分は発酵度，すなわちワイン中に未発酵のまま残されている糖分の量の違いによるものです．辛口ワインは果汁中の糖分をほとんど完全に発酵させたものなので，糖残存量は1L中に4g未満，やや辛口は4〜12g未満．このように甘味の少ないワインは食事中に味わうことが多いので「テーブルワイン」と呼ばれています．やや甘口（糖残存量12〜45g未満），甘口（同45g以上）などは白ワインに多く，食後に飲まれることが多いので「デザートワイン」と呼ばれています．一般に甘口ワインを製造するには砂糖を入れるのではなく，発酵を途中で停止させて糖分を多く残すことにより甘味度を調整しています．しかし原料（ブドウ）の糖分不足により，一部砂糖添加で甘味を調整しているワインもあるようです．

ワインは開栓しなくても風味は微妙に変化するものです．理想的な保存条件は温度が低く，温度変化の少ない，暗くて静かで，異臭のない場所に横に寝かせて保存するのがよいとされています．ワイン愛飲者は貯蔵庫（ワインセラー）をもつほどです．なお，ワインを横に寝かせておくのはコルク栓が乾燥して空気が入るのを防ぐためです．

赤ワインが体によいといわれますが，これはワインに含まれるポリフェノール成分が動脈硬化を予防する効果があるという科学的根拠によるものです．

参 考 資 料

1) 田中康博監修：世界のワイン，池田書店（1995）
2) 村尾澤夫，藤井ミチ子，荒井基夫：くらしと微生物（改訂版），培風館（1998）
3) 野尾正昭：おいしい微生物たち，集英社（1998）
4) サントリー㈱：THE WINE BOOK—ワインをおいしく飲むために—，サントリーお客様相談室（2000）
5) 小川　正，的場輝佳編：食品加工学（改訂第2版），南光堂（2001）

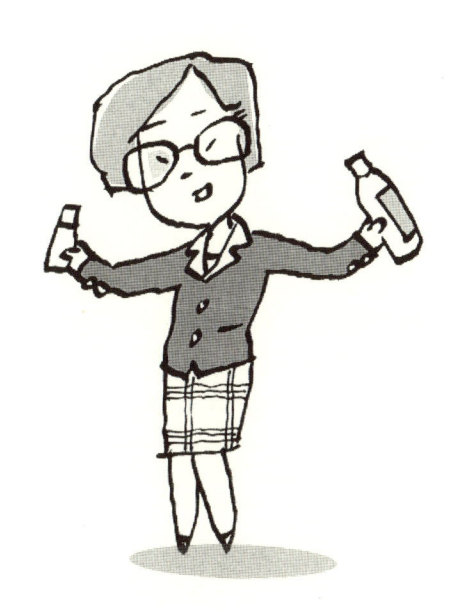

6. だし・調味料，調理・調理器具

Q 16 「だし」といえば，なぜコンブとかつお節なの？

　日本の国土は，地形的に海や山に恵まれ，新鮮な素材が比較的容易に入手できることから，素材そのものの味を生かした調理が好まれてきました．カツオとコンブは，だしとして古くから使われ，『大宝律令』(701年) には堅魚煎汁（かつおいろり）の記述があり，『続日本紀』(797年) には，コンブが朝廷に献上されたとあります．このように，古人が理屈抜きで日常生活から生みだした生活の知恵が，そのまま現在でも受け継がれている例はたくさんあります．近年，科学技術の進歩により，この古くからの生活の知恵を理論的に解明する研究が盛んに行われています．その1つが「だし」の研究です．

　日本料理のだしにかつお節とコンブを使うと，コンブに含まれているうま味成分グルタミン酸と，かつお節に含まれているうま味成分イノシン酸が共存することで味の相乗効果を生じ，うま味が一段と強くなるということが分かっています (Q 17)．うま味成分だけを抽出するのなら加熱するだけで簡単にだしを取ることができます．しかし，コンブを煮すぎるとコンブに含まれているアルギン酸が抽出され，生臭みやぬめりのもとになります．また，かつお節にはごくわずかですがピペリジンやトリメチルアミンといった物質が含まれ，煮出しすぎると魚特有の生臭みなどが出たり，色濃く仕上がった

表6-1　だし類の併用効果

料理の種類	日本料理	中国料理	西洋料理
呼　　称	だ　し	湯（タン）	ブイヨン，フォン
使用する材料	かつお節／煮干し ＋コンブ	鶏ガラ／豚骨／干しエビ ＋野菜	牛すね肉／鶏ガラ／魚のアラ ＋野菜
うま味の利用法	動物性素材　＋　植物性素材　↓　　　　　↓　（イノシン酸）＋（グルタミン酸） →うま味の相乗効果		

6. だし・調味料，調理・調理器具

表6-2 だしのとり方

	材料（ ）内は使用量(%)	だしの取り方	うま味成分
①かつお一番だし	花かつお (2〜5)	水が沸騰したら入れ，再沸騰したら火を止め，かつおが沈んだらこす．	イノシン酸
②かつお二番だし	花かつお (①の残り)	①の残渣の半分を水に入れ，加熱し，沸騰後火を止め3分間おき，こす．	イノシン酸
③こんぶだし	コンブ (2〜5)	水に約30分浸け，ゆっくり加熱し，80℃になったら火を止め，コンブを取り出す．	グルタミン酸
④混合だし	コンブ (1〜2) 花かつお (1〜2)	③のだしを使って①と同様にだしをとる．	グルタミン酸 イノシン酸
⑤煮干しだし	煮干し (2〜5)（頭，内臓除去）	水に約30分浸け，加熱し，沸騰後2〜3分加熱し，こす．	イノシン酸
⑥精進だし	干しシイタケ (3〜5) コンブ (1〜2)	シイタケを水に戻してもどしたあとの水を使用し，加熱後コンブを加える．	グアニル酸 グルタミン酸
⑦スープストック	牛すね肉，豚骨，鶏骨など(30〜50)，香味野菜（タマネギ，ニンジン，セロリ，パセリの茎など)(10〜20)，ローリエ	鶏骨は熱湯をかけて不要物を除き，すね肉は粗切りにして，仕上がりの2倍量の水で加熱する．沸騰後，香味野菜を加え，アク (Q20) を取りながら弱火で1時間以上加熱し，こす．液が濁っていたら卵白を使ってアクをとる．浮いている脂肪は，和紙で吸い取る．	グルタミン酸 イノシン酸 グアニル酸
⑧中国風だし（湯）	鶏肉（または豚肉，脂肪の少ないもの)(20)，ネギ (3)，ショウガ (0.7)，酒 (2)	鶏肉（または豚肉）はぶつ切りにし，①と同様にだしをとる．	グルタミン酸 イノシン酸 グアニル酸

（池田・木戸編『調理学』，化学同人 (2000) より，一部加筆）

りします．これら以外にもいろいろな物質が含まれていますが，あまり有効ではありません．

だしのおいしさはもちろん，うま味だけではなく，香りも重要な要素です．呈味成分が水溶性物質であるのに対し香気成分は揮発性の物質ですから，だしを取る時間を長くすると香気成分は発散してしまいます．したがって，おいしいだしを取るには素材の量，加熱温度，加熱時間がポイントになります．

日本料理だけでなく，中国料理のだし「湯(タン)」，西洋料理のだし「ブイヨン」（スープに使うだし）や「フォン」（ソースに使うだし）も同様にうま味の相乗効果を利用して，だしのおいしさを醸し出しているのです（表6-1）．すなわち，野菜類などの植物性素材に含まれるグルタミン酸と肉類や魚類などの動物性素材に含まれるイノシン酸によって，うま味が強調されるというわけです．

日本，中国，西洋とそれぞれ異なった食文化の背景の中で，料理の基本であるだしの呈味成分に共通点があることは，大変興味深い研究成果といえます．

参考までに，だしの取り方の例を表6-2に示します．

参考資料

1) 荒井綜一監修：うま味調味料，
㈶科学技術教育協会（1992）

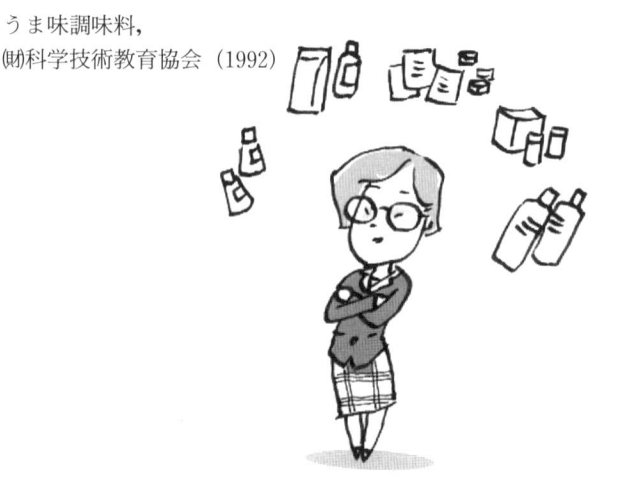

Q 17 「うま味調味料」ってなに？

砂糖，食塩，食酢は，それぞれ甘味，塩味，酸味を付与する代表的な調味料であるように，「うま味調味料」は文字通り，うま味を付与する調味料の総称です．一般家庭用に市販されている商品には「味の素」，「ハイミー」，「いの一番」，「フレーブ」，「ミタス」などがあります（表6-3）．では「うま味」ってどんな味なのでしょうか．

表6-3 市販されているうま味調味料の種類

発売会社名		ジェイティフーズ㈱		味の素㈱		武田キリン食品㈱	ヤマサ醤油㈱
商品名		旭味	ミタス	味の素	ハイミー	いの一番	フレーブ
うま味成分	グルタミン酸ナトリウム	100	88.0	97.5	92.0	92.0	91.50
	リボヌクレオチドナトリウム		8.0	2.5	8.0	8.0	
	イノシン酸ナトリウム						4.25
	グアニル酸ナトリウム						4.25
その他（クエン酸三ナトリウム）			4.0				

〔うま味調味料協会（2002）〕

一般的に食べものを構成する基本味は甘味，塩味，酸味，苦味，うま味の5種類ですが，このうま味が発見されたのは今から90余年前のことです．1908年，池田菊苗博士（東京帝国大学教授）が，湯豆腐のおいしさについて研究し，それがコンブに含まれるグルタミン酸（アミノ酸の1種）であることを発見しました．これをグルタミン酸ナトリウムなどの塩類としたときに感じる独特の味を「うま味」と名付けたのです．そして，この味について池田博士は次のように記述しています．「……注意深くものを味わう人は，アスパラガス，トマト，チーズおよび肉の複雑な味の中に，共通な，しかしまったく独特で甘味，酸味，塩味，苦味のどれにも分類できない味（うま味）を見いだすであろう．その味は通常弱くて，他の味の強い味によってぼかさ

れるので，特に注意をそれに向けないと識別することが難しい．もし，ニンジンや牛乳より甘いものがないならば"甘い"という味の観念を知ることはできないだろう．同様に，アスパラガスやトマトだけでは，この独特な味（うま味）の観念をはっきり知ることはできないであろう．蜂蜜や砂糖が甘味とは何であるかを教えてくれるように，グルタミン酸塩は，その呈味性（うま味）についてはっきりした認識を与えてくれる……」．

　そして，このうま味成分であるグルタミン酸ナトリウムを調味料として商品化したのが「味の素」(1909年)です．

　また，この成果をヒントに，かつお節やシイタケのうま味成分について研究した結果，イノシン酸（核酸系），グアニル酸（同）であることが日本の科学者により発見されました．さらに，グルタミン酸ナトリウムとイノシン酸ナトリウム（あるいはグアニル酸ナトリウム）を併用すると，うま味が数倍も強くなるという現象も明らかにされました．この現象をうま味の相乗効果と言います．

　代表的なうま味物質は，グルタミン酸ナトリウム，イノシン酸ナトリウム，グアニル酸ナトリウムの3種ですが，イノシン酸ナトリウムとグアニル酸ナトリウムを混合したものをリボヌクレオチドナトリウムと言います．現在市販されている「うま味調味料」はグルタミン酸ナトリウムとリボヌクレオチドナトリウムを併用したものが多く，相乗効果を利用してうま味をより強くしています．また，多くの食品素材にうま味成分が含まれています（表6-4）ので，料理をするときにうま味調味料を少々加えることで，うま味が補われるとともに，相乗効果によってうま味が一段と増強されます．なお，現在では「うま味」は国際語「umami」として世界中に通じる味となっています．

　うま味調味料は「下味付けに」，「だしの補いに」，「合わせ調味料をつくるときに」，「料理の仕上げ時に」あるいは「卓上で」など，一般の調味料と同様に使えます．また，減塩料理にうま味調味料を使用することで，低ナトリウムの料理にした上，嗜好性を高める効果があることが確かめられています．

　うま味調味料の製法ですが，グルタミン酸ナトリウムは主にサトウキビの

表6-4 食品中のうま味成分含有量 (mg/100 g)

食品名	グルタミン酸	食品名	イノシン酸	食品名	グアニル酸
利尻昆布	2 240	煮干し	863	干しシイタケ	156.5
チーズ	1 200	土佐節（二級）	687	マツタケ	64.6
一番茶	668	しらす干し	439	エノキタケ	21.8
アサクサノリ	640	土佐節（一級）	416	生シイタケ	16〜45
イワシ	280	カツオ	285	ショウロ	5.8
二番茶	195	アジ	265	鯨肉	3.6
マッシュルーム	180	サンマ	242	豚肉	2.5
スルメイカ	146	タイ	215	牛肉	2.2
トマト	140	サバ	215	鶏肉	1.5
カキ	137	イワシ	193		
ジャガイモ	102	豚肉	122		
ハクサイ	100	牛肉	107		

糖蜜を原料に，発酵法で製造されています（図6-1）．サトウキビの代わりに豊富にとれるいも類，トウモロコシなどのでんぷんを使っている国もあります．イノシン酸ナトリウムやグアニル酸ナトリウムもでんぷんを原料とした発酵法や，酵母を利用した方法で作られています．

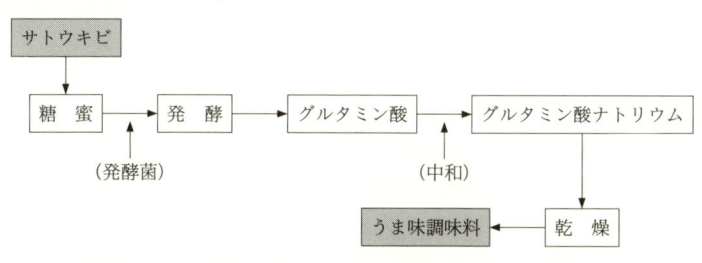

図6-1 うま味調味料（グルタミン酸ナトリウム）の製造法

なお，加工食品にうま味調味料を使用した場合のパッケージへの表示は「調味料（アミノ酸）」または「調味料（アミノ酸等）」が一般的です（Q 46）．

参考資料
1) 荒井綜一監修：うま味調味料, ㈶科学技術教育協会 (1992)
2) 古川秀子：おいしさを測る, 幸書房 (1994)

Q 18 「赤みそ」と「白みそ」の違いは？

　みそにはいろいろ種類がありますが，一般的に原料として使用する麹の種類によって「米みそ」，「麦みそ」，「豆みそ」の3種に分類されます．いずれのみそも大豆を主原料にして，麹と食塩を加え，発酵・熟成させた発酵食品（Q 13）です．米みその原料は大豆・塩・米麹，麦みそ（別名「田舎みそ」）は大豆・塩・麦麹，豆みそは大豆・塩・豆麹というように麹の種類を冠した名称がついています．生産の実態は米みそが全体の約80％（麦みそ：約20％，豆みそ：5％，その他：5％）を占めています．

　みそを色調によって分類すると「白みそ」，「淡色みそ」，「赤みそ」の3種類に分けられます．赤みそは米麹または麦麹を用いて1〜2年と長い間熟成させて作ります（長期熟成型）．熟成期間が長いので，熟成期間中に原料に由来する成分（糖とアミノ酸）間で褐変反応を起こし赤褐色になります．熟成期間が長いほど着色は進みます．みその色相はマンセル表色法によるとYR（yellow red）からR（red）にわたる範囲にありますが，赤みその色はRに最も近い色をしています．地域的には仙台みそ，佐渡みそ，津軽みそ，越後みそ，加賀みそなどが代表的な銘柄です．

　白みそは京都の西京みそ，広島県の府中みそ，香川県の讃岐みそなどが有名です．米麹を使って造るのが一般的で，主原料の大豆は蒸煮（蒸気で加熱する）ではなく換水しながら煮熟（水を加えて加熱する）を繰り返し行い，着色（褐変）の原因となるペントサンなど水溶性の糖類を除去する方法がとられています．また熟成期間は1〜2週間と短いので（短期熟成型），褐変反応も起こりにくく，白っぽいみそができるというわけです．白みそといっても黄色を帯びたクリーム色をしています．江戸みそ短期熟成型（熟成期間：夏期は10日，冬期は1か月程度）に属する製法ですが，赤みそに分類されます．これは米みそや麦みそとは違って高温条件下で短期に熟成させるの

で著しく着色(褐変)するのです．なお，着色成分はメラノイジンと総称される色素(褐変物質)で，みその酸化を押さえる働きもあります．

また「甘口みそ」，「辛口みそ」など塩味の強弱によってみそを分類することもできます．ただし甘い，辛いの違いは塩分量だけでなく，麹歩合(こうじぶあい)も影響し，麹歩合が多いほど甘口になります．麹歩合というのは大豆に対する米または麦の割合を示す値で次式で表わされます．

$$麹歩合 = \frac{米(または麦)重量}{大豆重量} \times 10 \quad (単位：分(ぶ))$$

例えば白みそ(西京みそ)の麹歩合は20～25分(大豆の2～2.5倍の米を使用)，淡色・辛みそ(信州みそ)は5～10分(0.5～1倍)，赤色・辛みそ(仙台みそ)は6～10分(0.6～1倍)などです．なお，料亭などで供される「赤だし」と呼ばれる濃褐色のみそ汁に使用するみそは「豆みそ」が主ですが，

表6-5 みその分類

名称	原料	歩合	醸造期間	色調	塩分濃度(%)	味	通称・主産地
米みそ	大豆，塩，米麹	20～25	5～20日	白みそ(淡色)	5～7	甘口	西京みそ(京都)，讃岐みそ(香川)，府中みそ(広島)
		5～10	3～6か月	淡色みそ(淡黄色)	11～13	辛口	信州みそ
		10～20	5～20日	赤みそ(赤褐色)	5～7	甘口	江戸みそ
		6～10	3～12か月	赤みそ(赤褐色)	11～14	辛口	仙台みそ，津軽みそ，越後みそ，佐渡みそ，加賀みそ
麦みそ	大豆，塩，麦麹	10～20	1～3か月	淡色みそ(淡黄色)	9～11	やや甘口	九州，四国，中国
		5～10	3～12か月	赤みそ(赤褐色)	10～11	辛口	九州，関東(埼玉，茨城，栃木)
豆みそ	大豆，塩，豆麹		5～20か月	赤みそ(黒紫色)	10～12	辛口	八丁みそ，名古屋みそ，三州みそ，三河みそ 主に愛知，岐阜，三重の3県で製造

注) もともとみそは，各地域の原料需給事情，気候風土，食習慣などいろいろな要因によって地域独特のみそを造っていた．そのため地域の名を付けた多種類のみそが生産されていた．しかし現状は地域性が少なくなり，例えば長野県で造られていた信州みそに代表されるように，昔は少糖多塩型のやや酸味を帯びた淡黄色のみそが信州みそであったが，現在ではこのような特定のタイプのみそではなく，長野県で造られるみそを総称して信州みそと称している．

表 6-6　みその栄養成分 (g/100g)

	米 み そ			麦みそ	豆みそ
	甘みそ	淡色・辛みそ	赤色・辛みそ		
水　　　分	42.6	45.4	45.7	44.0	44.9
たんぱく質	9.7	12.5	13.1	9.7	17.2
脂　　　質	3.0	6.0	5.5	4.3	10.5
炭 水 化 物	37.9	21.9	21.1	30.0	14.5
食　　　塩	6.1	12.4	13.0	10.7	10.9

分析値：五訂日本食品標準成分表．

2〜3種のみそを混ぜ合わせることで独特のみそ汁に仕立てています．みその分類および栄養成分を表6-5，表6-6に示します．

参 考 資 料

1) 海老根英雄，広瀬義成：味噌・醬油入門，日本食糧新聞社（1985）
2) 清原利文，百済一夫他：食品学各論，化学同人（1988）
3) 沖谷明紘，本間清一編：食品学各論，朝倉書店（1996）
4) 村尾澤夫他，藤井ミチ子，荒井基夫：くらしと微生物（改訂版），培風館（1998）
5) 小川　正，的場輝佳編：食品加工学（改訂第2版），南江堂（2001）

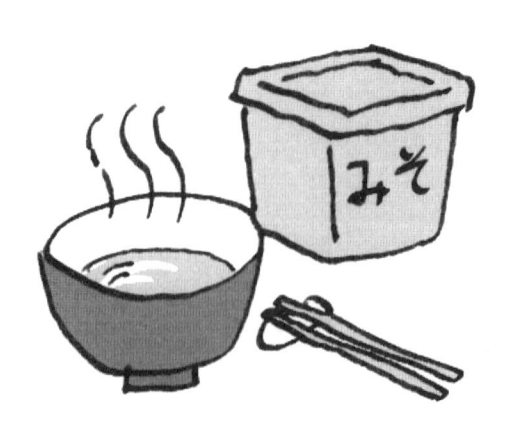

Q 19 「濃口しょうゆ」と「淡口しょうゆ」の違いは？

しょうゆは「濃口しょうゆ」，「淡口しょうゆ」，「たまりしょうゆ」，「再仕込しょうゆ」，「白しょうゆ」の5種類に分類されます（日本農林規格）．この中で生産量の最も多いのが濃口しょうゆで全生産量の約80％を占め，一般的に広く利用されています．主に関東地方で製造されています．

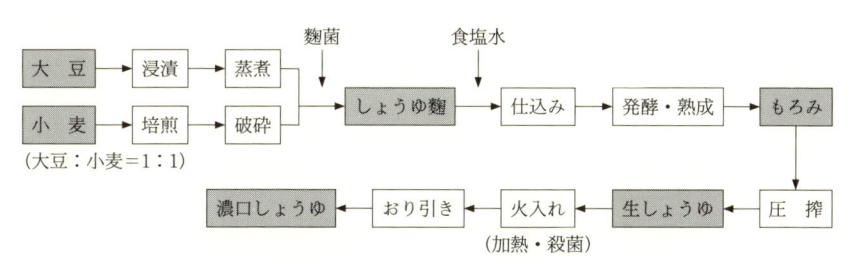

```
大豆 → 浸漬 → 蒸煮           麹菌      食塩水
小麦 → 焙煎 → 破砕  → しょうゆ麹 → 仕込み → 発酵・熟成 → もろみ
(大豆:小麦＝1:1)
濃口しょうゆ ← おり引き ← 火入れ ← 生しょうゆ ← 圧搾
                      (加熱・殺菌)
```

図6-2 濃口しょうゆの製造法

1) 淡口しょうゆの製造法：濃口しょうゆと同じであるが，食塩量を多くし，圧搾時に甘酒を加えることにより，色の濃さを抑えて，まろやかな味に仕上げる．
2) たまりしょうゆの製造法：原料に小麦を使わない（大豆のみ）．熟成期間は1〜3年と長い（濃口しょうゆは3〜6か月）．火入れをしない．
3) 再仕込みしょうゆの製造法：濃口しょうゆの製造工程で食塩水の代わりに生しょうゆを使用．
4) 白しょうゆの製造法：原料は大豆：小麦＝2:8と小麦が主原料．熟成期間は2〜3か月と短く，火入れをしない．

濃口しょうゆの製造法を図6-2に示します．淡口しょうゆの製造法は濃口しょうゆとほとんど変わりませんが，色をうすく仕上げるために，濃口しょうゆより高濃度の食塩で仕込み，熟成期間を短くし，仕上げの段階で甘酒を加えてまろやかな味をだす工夫をしています．淡口しょうゆの用途は野菜や白身の魚など素材の色を生かす料理で，主に関西地方で利用されています．めんつゆ類の色を見ると明らかなように，関西では淡口しょうゆを使って色うすく仕上げ，関東では濃口しょうゆを使い色の濃い仕上がりになっています．関西では，この色濃いめんつゆを見ただけで「からそう！」と，拒否反

表6-7　しょうゆの栄養成分（g/100g）

	濃口しょうゆ	淡口しょうゆ	たまりしょうゆ	再仕込みしょうゆ	白しょうゆ
水　　分	67.1	69.7	57.3	60.7	63.0
たんぱく質	7.7	5.7	11.8	9.6	2.5
脂　　質	0	0	0	0	0
炭水化物	10.1	7.8	15.9	15.9	19.2
食　　塩	14.5	16.0	13.0	12.4	14.2

分析値：五訂日本食品標準成分表．

応を示す人が多いようです．しかし味が濃いのではなく色が濃いだけなのです．淡口醬油は味がうすいしょうゆ，すなわち塩分が少ないしょうゆと勘違いしている人もいますが，塩分は濃口しょうゆよりやや高めです（表6-7）．料理の色（見た目）が味覚に大きく影響する代表的な例の1つといえましょう．したがって，料理の色をうすく仕上げたい場合は淡口しょうゆが適しています．

　色をさらにうすくしたのが白しょうゆです．白しょうゆといっても琥珀色をした，一見だし汁のようです．濃口しょうゆの原料に使う大豆と小麦の割合は1：1（等量）ですが，白しょうゆの場合は2：8の割合で小麦を多く使います．したがって，たんぱく質（アミノ酸）が少なく，糖分の多いしょうゆとなり，味は淡泊です．主に関西風のうどん，きしめん，茶碗蒸し，鍋物などに使われています．愛知県，千葉県が主な生産地です．これとは逆に小麦を使わないで大豆のみを主原料に造るのが「たまりしょうゆ」です．熟成期間が長いので色濃く，大豆たんぱく質の分解物であるアミノ酸が豊富なので味が濃厚，とろみのあるしょうゆです．愛知県を中心とした東海地方で生産され，刺身の付けじょうゆとして利用されます．また照り焼き，かば焼きのたれなどに使用すると赤みを帯びるので美しく仕上がります．これはしょうゆ中に含まれる褐色物質メラノイジンの還元力によるものです．そのほか佃煮，せんべいなどの加工用にも使用されています．たまりしょうゆ，白しょうゆともに加熱・殺菌処理（火入れ）をしないので，普通のしょうゆに比べ保存性は劣ります．再仕込しょうゆは仕込みの段階で食塩水の代わりに火入れをしていない生しょうゆ（生揚とも言います）を使います．すなわち2回仕込みを行ったという意味でこの名前が付いたのです．色も成分も濃厚

で，別名「甘露しょうゆ」ともいわれ，甘露煮に利用されます．そのほか刺身や寿司などの付けじょうゆとして使います．山口県柳井市が本場で，最近では九州から山陰地方など広く生産されています．

　しょうゆのおいしさの秘密は原料の大豆，小麦そしてそれらを分解する微生物です．大豆にはたんぱく質が豊富に含まれ，微生物の働きによってアミノ酸（Q 26）に分解されます．これらのアミノ酸がうま味成分のもとになっています．小麦には炭水化物（でんぷん）が多く含まれ，分解されて糖分（甘味）に，また乳酸菌の働きにより乳酸がつくられ酸味になります．しょうゆに含まれる酸味成分は乳酸のほか酢酸，リンゴ酸，クエン酸，コハク酸などです．さらには熟成期間中にいろいろな化学反応を起こし，色を付けたり，香り成分（200種以上）を醸成してくれます．このように，しょうゆはただ単に塩味を付与するだけでなく，色，うま味，香りも付加してくれる調味料なのです．

参 考 資 料

1) 海老根英雄，広瀬義成：味噌・醬油入門，日本食糧新聞社（1985）
2) 清原利文，百済一夫他：食品学各論，化学同人（1988）
3) 日本醬油協会編：世界の調味料　しょうゆ（1995）
4) 沖谷明紘，本間清一編：食品学各論，朝倉書店（1996）
5) 川端晶子，畑　明美：調理学（改訂版），建帛社（1997）

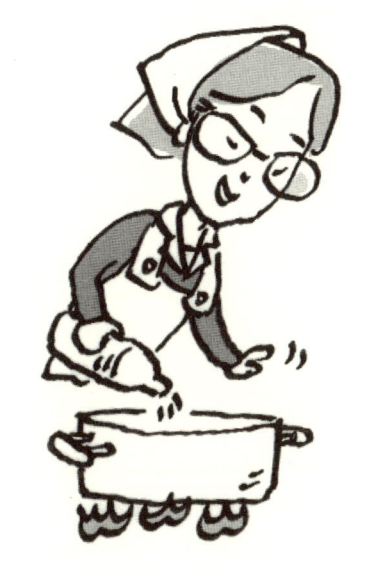

Q 20 「アク」の正体はなに？

　アクを取りながらの鍋料理，野菜類のアク抜きなど，「アク」という言葉はよく使われますが，その正体はなかなかつかめません．調理学関係の本によれば「アクとは食品中に含まれるえぐ味，苦味，渋味などの不快成分および褐変物質の総称」と書かれています．その内容を分かりやすくまとめているのが表6-8です．

表 6-8　アクの種類と成分

	アク成分	主な食品
えぐ味	ホモゲンチジン酸，配糖体，シュウ酸，シュウ酸塩類，無機塩類	タケノコ，ワラビ，ゼンマイ，フキ，タデ，サトイモ，コンニャク，ヤツガシラ，ずいき，アスパラガス，ホウレンソウ，シュンギク，ヨモギ，メロン
苦味	アルカロイド，配糖体，タンニン，サポニン，無機および有機塩類，糖やペプチノイドの誘導体，テルペン，アミノ酸	フキノトウ，クワイ，冷蔵ニンジン，夏ミカン
渋味	タンニン類，アルデヒド，金属類	カキ，クリ，未熟な果実や種子
その他褐変現象	ポリフェノール類	ウド，ゴボウ，レンコン，ナス，ヤマイモ

〔長谷川千鶴他『調理科学』（調理科学研究会編），光生館（1984）〕

　まず，えぐ味のある野菜はタケノコ，サトイモ，アスパラガス，ホウレンソウなどです．このえぐ味はシュウ酸カルシウム（CaC_2O_4）やホモゲンチジン酸（$C_8H_8O_4$）によるもので，これらの物質がアクのもとになっています．苦味をアクとする食品には，フキノトウ，クワイなどがあります．この呈味物質はアルカロイド，配糖体，タンニンなどです．渋味成分はタンニンやアルデヒドなどで，未熟な果実や渋柿などに含まれています．またゴボウ，ナス，レンコンなど色の変化しやすい食材の色素や，褐変に関係する物質もアク成分として分類されています．主にカテキン（$C_{15}H_{14}O_6$），クロロ

ゲン酸（$C_{16}H_{18}O_9$）など，ポリフェノール系物質が関与しています．

このように食材をよりおいしく，見た目にも美しく料理に利用するためにアク成分は取り除く方がよいわけで，アク抜きの方法もいろいろ研究されています．では，アクを取る方法について説明しましょう．

1) 水に浸ける

シュウ酸のように水溶性のアク成分は水に浸しておくだけでアク成分は溶出します．

2) 熱湯でゆでる

ホウレンソウ，コマツナ，シュンギクなどのアク成分は主にシュウ酸あるいはシュウ酸塩類で，これらは水によく溶けますが調理上，ゆでることでアクを取ることが多いようです．これは加熱することにより食材の組織が軟らかくなり，アク成分が溶出しやすくなるためです．ゆでた後は水洗いします．なお食塩を加えてゆでる場合もありますが，食塩を入れることにより，ゆで上がりの色が美しく仕上がります（Q5）．

3) 食塩水や酢水に浸ける

ゴボウ，ナス，レンコンなどを刻んだまま放置すると色がだんだん悪くなり，見るからにまずそうになります．これは空気中の酸素が食材に含まれるポリフェノール系物質（酸化酵素）に作用して食材の色を変化させてしまうためです．この現象を酵素的褐変と言います．これを防ぐために，食塩水（1％程度）あるいは酢水（10％程度）に浸けると，食材の切断面が食塩や酢で覆われるので，空気（酸素）に触れても酸化酵素作用は抑制され，変色が防げるのです．もちろん水に浸ける（空気を遮断する）だけでも褐変は起こりません．しかし，水から取り出すと再び酸化酵素が空気に触れて褐変現象を起こしてしまうので食塩や酢を使うのです．

リンゴの皮をむき，そのまま皿に盛り付けるとリンゴの色は徐々に茶褐色に変化していきます．これはリンゴに含まれるポリフェノール系物質（クロロゲン酸）によるもので，酸化することにより色が変化するのです．しかし

リンゴをカットした後，食塩水（酢水でも可）に浸ければ酵素作用が停止し，しばらくは色の変化はありません。バナナも皮をむくと色が変わってきますが，レモン汁を振りかけておくと褐変は防止できます。これらの場合，「アク抜き」という表現は使いませんが，アク抜きの酵素的褐変防止と同じ働きです。

4) 小麦粉やぬかを加える

タケノコ，カリフラワー，ダイコンなどをゆでるときに小麦粉や米のとぎ汁（あるいは米ぬか）などをよく使います。これはアク成分であるホモゲンチジン酸やシュウ酸が，ぬかや小麦粉のコロイド溶液に吸着されることによりアク成分が除去されるのです。

5) 灰汁や重曹を使う

「灰汁」と書いて「アク」と読みますが，これは木灰を水に浸して得られた上澄液のことです。ワラビ，ゼンマイなどは灰汁を使ってさっとゆで，冷めるまで放置してアクを抜きます。灰汁はアルカリ性なので，組織が軟らかくなり，アク成分が溶出しやすくなります。最近では木灰が手に入りにくいので，代わりに重曹（重炭酸ナトリウム）を使っても同じ効果が出ます。

6) 卵白を使う

コンソメスープを作る食材は，牛のすね肉や香味野菜類，香草などアクの強いものをいろいろ使うので濁りやすいものです。しかし，コンソメスープの出来上がりは透明で澄んでいます。食材を煮出している間，表面に浮かんでくる泡のようなもの（微細な浮遊物．アクや濁りの原因物質）を取り除きながら2時間ほど加熱し続けますが，完全に除去することはできません。そこで卵白を使います。卵白が熱により凝固する際に，アク成分を吸着しながら凝固します。そして静かにろ過することによりアク類はきれいに除かれます。このことを「アクひき」と言います。アクひき時は煮立てないように弱火にします。煮立てるとせっかくアクを吸着した卵白が攪拌され微細な粒子となって浮遊するので濁ってしまいます。卵白はスープ以外にも透明に仕上

げたいゼリー類やシロップの清澄剤として用いられています．

　以上，いろいろな「アク」について説明しましたが，野菜だけでなく魚や肉などの鍋料理でも，スープと同様に柄杓(ひしゃく)でアクを取り除きますが，実はこの「泡のような浮遊物」の正体がよく分からないのです．この種のアクは約20％の筋形質たんぱく質に由来するたんぱく質と，約75％の脂質からなっているという報告もあります．
　なおアク抜きしすぎると，天然素材のもつ本来の味を失うことにもなりかねません．調理時には食材に適した方法でアク抜きすることが大切です．

参 考 資 料

1) 長谷川千寿子，橋本慶子：新調理科学講座，第5巻，朝倉書店（1980）
2) 沖谷明紘：肉の化学，朝倉書店（1996）
3) 村山篤子，茂木美智子：最新調理科学，建帛社（1990）
4) 池田ひろ，木戸詔子編：調理学，化学同人（2000）

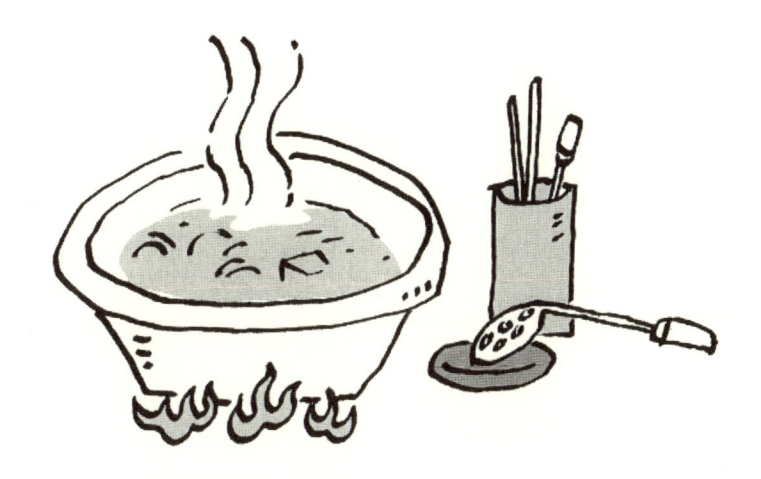

Q 21　温泉卵の卵白が卵黄より軟らかいわけは？

　いも類など一般的な煮物は外側から中心部へ徐々に熱が伝わり軟らかくなるはずなのになぜ温泉卵は？　という非常に理にかなった質問です．

　温泉卵はゆで卵の1種で，いも類など一般的な煮物と同様，外側（卵白）から中心部（卵黄）に向かって熱が伝わっていきます．しかし出来上がりは卵白が軟らかく，卵黄が固まっているという状態になります．この原因は卵黄と卵白の凝固する温度が異なるためです．表6-9に示すように，卵白は58℃で固まり始めますが，80℃にならない限り完全に固まることはありません．これに対し卵黄は58℃ではまだ固まりませんが，68℃の状態を保つと固まります．この違いをゆで卵に応用したのが温泉卵です．温泉卵は昔，温泉の土産品（温泉源の湯温が好条件）だったのでこの名が付けられたようです．しかし，最近では加工卵としてどこでも買えるようになりました．

表6-9　卵白と卵黄の凝固温度

温度 (℃)	卵　　白	温度 (℃)	卵　　黄
58	凝固開始	68	凝固開始
62〜65	流動性を失い，軟らかなゼリー状		
70	流動性を失う	68〜70	ほぼ凝固
80〜85	完全に凝固	70以上	粒状性となりほぐれやすくなる

　注）　卵の凝固温度は加熱の方法によって異なる．緩やかに加熱（浸しておく）すると，低い温度で凝固し，低い温度で凝固するとなめらかなゲル状になる．逆に早く温度を上げると（加温しながら保温）すると凝固温度は高くなる．

　卵をゆでることは簡単そうでも，ゆで温度，ゆで時間により出来具合が異なり，結構気を遣わないと思うような状態のゆで卵は出来ません．逆にゆで

温度と時間の組み合わせで，かたゆで卵，半熟卵，温泉卵など，変化のあるゆで卵が食べられるということになります．では，それらのおいしいゆで方を紹介しましょう．

1） かたゆで卵

　ゆで卵は外側の卵白から凝固していきますので，湯温が卵白の凝固温度である80～85℃以上に達したら弱火（80～85℃以上を保つ）にし，10～12分加熱すれば出来上がりです．湯を激しく煮立てると卵の殻にひびが入りやすくなるので静かに加熱することが大切です．鮮度の低下した卵をゆでると卵黄の表面が変色（緑黒色化）することがあります．これは加熱過程で卵白に含まれる硫黄（S）が遊離して硫化水素（H_2S）が発生し，卵黄中の鉄と結合して硫化第一鉄（FeS）を生成するためです．これを防ぐには，ゆで上がりの卵を1分ほど冷水に浸しておきます．急冷することにより卵の表面温度が下がり，殻に近い部分の蒸気圧が卵黄部分より低くなり，硫化水素が殻の方に向かって発散するため，卵黄部での硫化第一鉄の生成はなく，卵の変色は抑制されます．なお，卵黄の変色は卵を高温でゆですぎた場合に生じることもあります．

2） 半　熟　卵

　一般に半熟卵は，卵白部分に透明な部分がなく乳白色のゼリー状，卵黄が粘りのある軟らかいのり状に出来上がるのがよい状態といわれています．

　例1：卵黄は約70℃で凝固しますので，室温にもどした卵を70～75℃の湯で12～13分ごく弱火（温度の保持）で加熱します．卵白，卵黄共に同じ程度の半熟状態になります．

　例2：85℃の湯中で3～5分加熱します．この場合，温度は卵黄の凝固温度を超えていますので加熱時間を厳守します．加熱しすぎるとかたゆで卵に近い状態になります．

3） 温　泉　卵

　温泉卵は卵白が半熟で卵黄が固まった状態なので，卵黄が固まる温度の

70°C前後を保つことが大切です．

　例：65～70°Cを保った湯に約30分浸しておくと，ゆるめの卵白に包まれた温泉卵が出来上がります．途中温度が下がった場合は熱湯を加えて温度を一定に保つようにします．

　なお，全熟（かたゆで）と半熟のゆで時間の目安を表6-10に示しますので，お好みに応じて時間を変化させて下さい．

表6-10　全熟と半熟の時間的目安

ゆで時間 （沸騰後）	卵白の状態	卵黄の状態
1 分	周りが固まる	生
3 分	大部分が固まる	流れ出る
5 分	全部固まる	卵黄の中心は半熟
8 分		大部分固まる
12 分		全部固まる

その他，卵をゆでるときの注意事項を挙げます．

(1)　卵は冷蔵庫から出し，室温に戻してから使用すること（あるいは水から入れて加熱すること）

　急激な温度差のあるところに生卵を入れると殻にひびが入りやすくなります．これを防ぐには，ゆで水に塩か酢を少し入れておきます．これらの調味料はたんぱく質を凝固させる性質がありますので，ひび割れして殻から流れ出ようとする卵白は殻の表面ですぐに凝固します．また，ゆで上がった卵を冷やすことにより，ひび割れ部分も目立たなくなります．

(2)　ゆで上がりの卵は1分ほど冷水に浸す

　急冷することにより卵黄の変色防止になることは前に述べましたが，それ以外の効果として殻がむきやすくなります．これはゆで上がった熱い卵を急冷することにより殻がわずかに収縮し，殻と卵白の間にズレが生じます．一方，卵の外側が冷やされると，熱い中身の方から出る蒸気は冷却され水となります．この水が殻と卵白の密着を防ぎ殻がむきやすくなるのです．

温泉卵を家庭で作る場合，昔はカンや経験が必要でした．しかし今は，このカンや経験をもとに卵白や卵黄の凝固温度などを化学的に測定し，卵の性質を知った上で温泉卵の作り方がいろいろな本に紹介されるようになりました．したがって熱源，温度計，時計などを使えば誰でも簡単に作ることができます．ただし鍋の内部の温度差や卵の位置などによってムラができるので，湯のたっぷり入った鍋で，温度ムラがないようにするのがコツです．なお，これらの原理を応用し，簡単に温泉卵を作る器具も市販されています．

参 考 資 料
1) 杉田浩一：こつの科学，柴田書店（1971）
2) 荒川幸香，塩野緑子，山口光子：調理の理論と手法，化学同人（1982）
3) 川端晶子，畑　明美：調理学（改訂版），建帛社（1997）
4) 中村　良編：卵の科学，朝倉書店（1998）

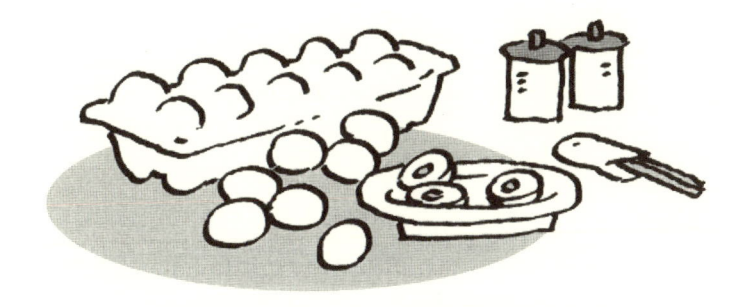

Q 22　果物で作るジャムがゼリー状になるわけは？

　ジャムは旬に収穫した果物を保存する手段として昔から家庭で作られてきました．ゼリー状になる成分は，果物に含まれるペクチン（分子量5万～20万の多糖類）です．ペクチンは野菜や果物，特に柑橘類やリンゴの果皮に多く含まれ，細胞間をつなぐ重要な役目をしている物質です．ペクチンは酸性溶液中で脱水作用を受けるとゲル化現象（ゼリー状になること）を起こす性質を持っています．すなわちジャムは，材料の果物が酸を含み，それに砂糖を加えて加熱すると，果物中の水分を砂糖が吸収（結合水となる．Q 36）して脱水状態になり，ペクチンによるゲル化を安定させているのです．

　果物にはペクチン，酸類，糖類が含まれていてゲル化の材料は揃っているのですが，果物だけを加熱してもゼリー状にはなりません．酸や糖の量および加熱温度によってゼリーの状態がだいぶ違ってくるのです．一般にジャムを作る上で不足している成分は糖なので，砂糖を加えれば十分です．おおよそ果物と同量の砂糖を用います．しかし，果物の種類によっては酸やペクチンが少なくてゼリー状のジャムができない場合もあります．そのときには酸を補うためにレモン汁を使ったり，市販されているペクチンを使うことによりジャムを作ることができます．

　一般にジャムのゼリー化にはペクチン，糖，酸の割合を一定に保つことが大切です．その割合はペクチン：1.0～1.5%，糖：60～70%，酸：0.3～1%でpHは2.8～3.5です．

　先にも述べたように，ペクチンは果実に多く含まれていますが，未熟なうちはプロトペクチン（ペクチンの前駆物質）として存在し，成熟が進むとプロトペクチナーゼという酵素の作用でペクチンに変わります．しかし成熟しすぎるとゼリー化しにくいペクチン酸に分解されるので，ジャムづくりには熟しすぎの果物はあまり適しません．また，ジャムを作るときに長時間加熱

するとペクチンがペクチン酸に分解されるのでゼリーの状態が水っぽくなりますので注意して下さい．

ペクチンのゲル化する性質を利用したものとしてジャム以外にマーマレード，ゼリーなどがあります．

最近，低エネルギー（カロリー）志向の消費者動向に合わせて，糖度の低いジャムが市販されています．前述のように糖度が低いとゼリー化しにくくなるため，ジャムを加工する場合，増粘剤（例えばペクチン，カラギーナンなど）を使用します．市販されている商品の原料表示を見ると，ほとんどのジャムにペクチンが使用されています．なかには「増粘多糖類」と表記されているものもありますが，これは増粘剤を2種類以上使用した場合の表示例です．これらを利用することによって，糖類が少なくても粘度のあるジャムが出来るというわけです．ただし，ジャムのJAS（日本農林規格）では「糖度

表 6-11 果物のペクチン含量

	果物名	ペクチン含量*（%）
かんきつ類	ウンシュウミカン果皮	4以上
	ユズ果皮	2.99～2.00
	キンカン果皮	1.99～1.00
	キンカン果汁，ウンシュウミカン果汁，ブンタン果汁，ユズ果汁	0.99以下
その他の果実	アボカド	2.99～2.00
	カリン，イチジク	1.99～1.00
	リンゴ，バナナ，カキ，イチゴ，キウイ，マンゴー，パパイヤ	0.99～0.50
	ナシ，プラム，アンズ，モモ，ブドウ，パインアップル	0.49以下

* ペクチン酸カルシウムとして．　　〔川端他：栄養学雑誌，**32**，9（1974），一部引用〕

表 6-12 果物類の有機酸と糖含量（%）

果物名	有機酸含量	糖分
ウンシュウミカン	1.0	8.8
モモ	0.8	6.8
イチゴ	0.7～1.2	3.1
リンゴ	0.5	11.7
バナナ	0.4	18.0
ブドウ	0.3～1.3	15.0
ナシ	0.1～0.2	7.9
カキ	0.1	13.1

〔池田・木戸編『調理学』，化学同人（2000）〕

表 6-13 主な果物中のペクチンと酸含量

果　　物	ペクチン	酸
リンゴ, レモン, オレンジ	多　1%内外	多　0.8〜1.2%
イチジク, モモ, バナナ	多　1%内外	少　0.1%
ブドウ, ビワ, リンゴ	中　0.7%内外	中　0.4%
イチゴ, アンズ	少　0.5%以下	多　1.0%
ナシ, カキ	少　0.5%以下	少　0.1%

〔川端『調理のサイエンス』, 柴田書店 (2000)〕

40%以上」と定められています．

最後に各果物のペクチン含量，有機酸と糖含量およびペクチンと酸含量について表 6-11〜6-13 に示します．

参 考 資 料

1) 村上篤子，茂木美智子：最新調理科学，建帛社 (1990)
2) 沖谷明紘，本間清一：食品学各論，朝倉書店 (1996)
3) 池田ひろ，木戸詔子編：調理学，化学同人 (2000)
4) 川端晶子：調理のサイエンス，柴田書店 (2000)

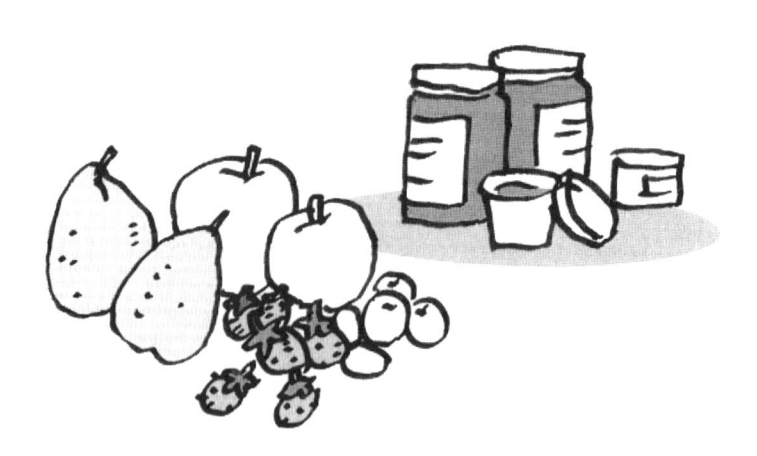

Q 23　圧力鍋はなぜ短時間で調理できるの？

　水が100℃で沸騰することはよく知られていますが，実は富士山頂では83℃で沸騰します．同じ水でも場所によって沸点が異なるのです．これは大気の圧力が関係していて，気圧が低いところでは水の沸点は低く，逆に気圧が高いところでは沸点が上がります（表6-14）．この原理を応用したのが圧

表6-14　水の沸点と気圧との関係

沸　点 （℃）	大気の圧力 （気圧）
100	1.00
110	1.41
120	1.96
130	2.67
140	3.57

力鍋です．すなわち，鍋の内部圧力を高めることによって高沸点（高温度）で調理できるような特殊構造になっているのです（図6-3）．圧力鍋は調理中も鍋ぶたを取らないで密閉状態を保つことによって鍋の中の圧力を上げ，沸点を上げて高温で調理する仕組みになっています．現在市販されている圧力鍋は，メーカーによって多少異なりますが，だいたい鍋の内部圧力が2気圧，沸点は約120℃に設定されています．また，圧力が上がりすぎないように圧力調整装置（おもり）を付けて，少しずつ蒸気を逃がして圧力を一定に保つよう調節されています．調理中におもりから蒸気が出ていれば内部に十分気圧がかかっていることになり，熱源であるガスを弱火にしても内部温度は120℃弱を保っています．このような構造をした圧力鍋の特徴は次のとおりです．

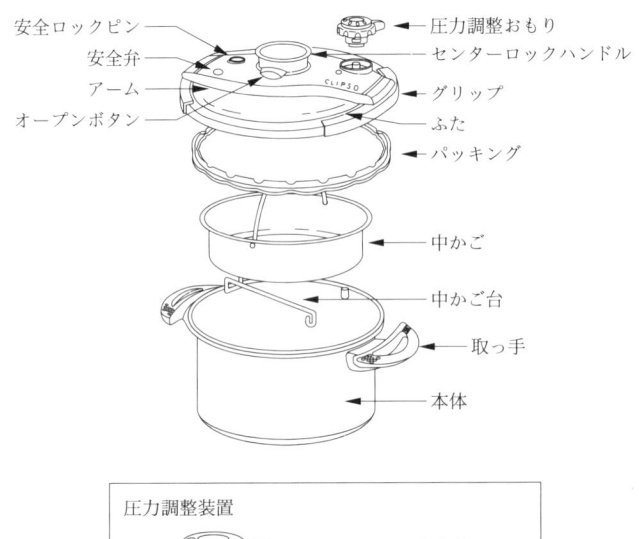

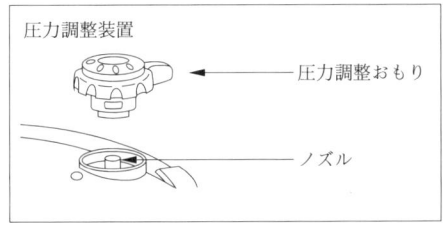

図 6-3　圧力鍋の構造と各部の名称（例）
(http://www.fukuji.net/nabe/aturyoku/t-fal/42-03 Q&A.htm)

1) 加熱時間の短縮

　圧力鍋の中は高温になるので、調理される食材は組織がゆるんで普通の鍋と比べると早くやわらかくなり、熱が通りやすくなります。例えば、ご飯を炊く時間は通常の釜（電気やガスの炊飯器）では98℃で約40分かかりますが、圧力鍋では120℃で調理されるので約7分で炊き上がります（出来上がりの状態はかなり異なります）。煮込みに時間のかかる料理（例えば硬いすね肉を使うビーフシチューや豆類など）も短時間で煮上がり、ほとんどの食材が普通の鍋と比べ（加熱後の放置時間を含めて）1/2～1/5の調理時間で出来上がります（表6-15）。

表 6-15　普通鍋と圧力鍋の調理時間の比較

料理名	普通鍋 加熱時間（分）	圧力鍋 加熱時間*（分）	加熱後の処理
魚の煮付け	15〜20	10	
カレー	30	5〜8	15分置く
ビーフシチュー	30	12	
ホワイトシチュー	50	5	15分置く
水炊き骨付き肉	60	8	圧力が下がるまで自然放置
棒々鶏（バンバンジー）	20	5	圧力が下がるまで自然放置
角煮	120〜150	15	あと30分普通に煮る
肉じゃが	20	3	圧力が下がるまで自然放置
ジャガイモ1個	20	8	10分置く
枝豆	720	1.5	急冷
トウモロコシ	20	5	10分置く
大豆	180〜240	5	圧力が下がるまで自然放置
筑前煮	25〜30	2	10分置く
ダイコンの煮物	30〜35	8	10分置く
白飯	40	7	15〜20分置く
肉ちまき	20〜30	5	
おこわ	40	5	10分置く
おかゆ	50〜60	10	15分置く

＊ 強火で加熱後，弱火にして蒸気が上がってからの時間．

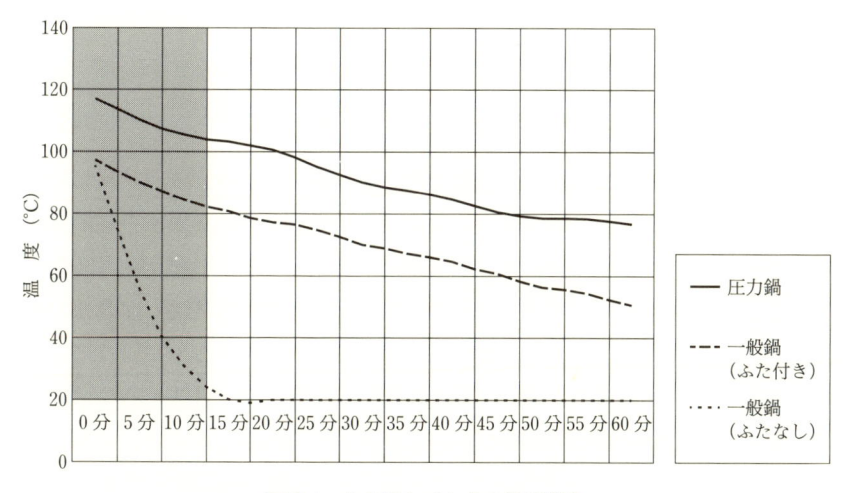

図 6-4　火を消してからの温度変化
(http://www.itoalumi.co.jp/WONDERCHEF/WHATSPC/prewhatspec.htm)

2) 燃料費の節約

　熱源（ガス）を止めてからもしばらく温度は低下しません．内部の温度は時間をかけて徐々に低下し，100℃，1気圧になったときに鍋ぶたが開きます．温度が下がるまでの時間は約15分で，この間にも調理が続行されています（図6-4）．すなわち圧力鍋は消火後もエネルギーが有効に利用されるので，ガス使用時間は短縮され，その燃料費は大幅に節約されます．

3) 栄養素の損失度合い

　圧力鍋の最も得意とするのは煮込み料理です．特に魚は骨まで軟らかくなりますので，不足しがちなカルシウムを無駄にすることなくすべて摂取することができます．また普通の鍋でじっくり時間をかけて煮込む豆類も短時間で軟らかくなります．しかし，ビタミンB_1，B_2は普通鍋で煮込むより減少します．一般に加熱温度が100℃以上になるとビタミンB_1，B_2の破壊率は大きいといわれています（表6-16）．

表6-16　アズキに含まれるビタミンB_1，B_2の量（mg/100g）

	ビタミンB_1	ビタミンB_2
アズキ（生）	0.49	0.08
煮豆（普通鍋）	0.31	0.06
煮豆（圧力鍋）	0.25	0.04

4) 調理の工夫を

　蒸かしいもとか茶碗蒸しなど時間をゆっくりかけて加熱する料理には一工夫必要です．例えば圧力鍋を使ってサツマイモを調理するとかなり短時間で軟らかくなりますが，普通の調理の出来上がりに比べると甘味が少なくなっています．サツマイモにはアミラーゼ（でんぷんを分解する酵素）が含まれています．この酵素は低温（50〜60℃）でゆっくり加熱することによって，サツマイモのでんぷんを麦芽糖（マルトース）に変化させ，甘味を増やす働きをします．圧力鍋では低温調理ができないので，でんぷんがあまり分解されず，甘味が弱いというわけです．茶碗蒸しも，卵の凝固温度が85℃以下（Q 21）ですから卵料理にも工夫が必要です．そのほかにも調理上いろいろ

な課題があります．例えば煮魚などは短時間調理のため，味がしみこみにくい，料理途中で味見ができない，めん類のゆで上がり加減を外から見られないなど，かなり熟練していないとせっかくの料理も失敗に終わる可能性があります．

　料理時間短縮のための圧力鍋はたしかに便利な調理器具の1つといえますが，料理万能というわけではありません．しかし使いこなすことによって，その用途を広げることができるのではないでしょうか．まずは説明書をよく見てから料理をしましょう．

参 考 資 料

1) 「料理と栄養」家庭料理研究グループ編：調理のためのベーシックデータ，女子栄養大学出版部（1994）
2) 吉田企世子：栄養と料理, **64**, 1月号（1998）
3) 南出隆久, 大谷貴美子編：調理学, 講談社（2000）

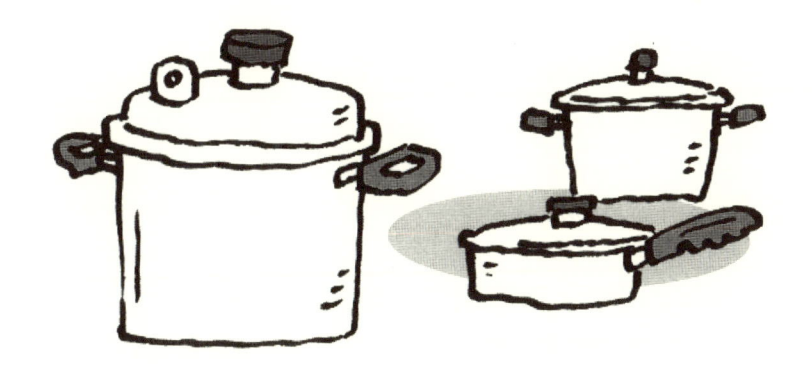

Q 24　炊飯器の電源 ON だけで，ご飯が炊けるのは？

　現代の若い人にとって電気炊飯器とは「ご飯ができる電化製品」であり，年配の方にとっては「非常に便利な炊飯器」とその受け止め方は世代によって異なります．両者の違いは，竈(かまど)で薪(まき)を使って炊飯した経験があるかないかによるものではないでしょうか．後者の場合，薪で火加減をしながらご飯をおいしく炊き上げるわけですから，ほとんど目が離せない状態です．昔の「ご飯の炊き方」の教え方として「始めチョロチョロ，中グングン，沸きたての後は少しゆるめよ」とか「始めちょろちょろ，中ぱっぱ，赤子泣くとも火を引(と)くな」というのがありますが，それほど火力への気配りが必要だということです．したがって，経験豊富な人はいつも同じ要領でおいしいご飯を炊いていたのです．しかしちょっと気を許すと，釜の内側に真っ黒なおこげを作ってしまったり，芯のあるご飯になったりと失敗してしまいます．自動炊飯器はこの古き時代から受け継がれてきた炊飯方法を原理的に応用し，熱源を電気（またはガス）にして自動化したものです．日本で電気炊飯器（電気釜1号機）が1955年，ガス炊飯器1号機は1957年にそれぞれ発売されています．

　まずここで，おいしいご飯の炊き方を紹介しましょう．

1）　洗米（手早く，3〜4回）

　洗米の目的はぬかやごみを取り除くためですから，水を流しながらさっと研ぎ，手早く3〜4回洗います．米は吸水しやすいので，1回目の洗米はたっぷりの水で手早く研ぐことにより，ぬか水の吸水を防ぎます．洗いすぎると水溶性の成分（例えばアミノ酸，ビタミンB_1など）が流出してしまいますので要注意です．なお，最近は洗米しないで炊飯できる無洗米も出回っています．

2) 水加減（重量で米の 1.5 倍，容量で 1.2 培の水が基準）

米の計量は一般に計量カップを使いますので，米容量の 1.2 倍の水を使います．新米や古米は水分含量が多少異なりますので加減します（新米：10〜20％減，古米：10〜30％増）．

3) 浸漬・吸水（米を水に浸けておき，米粒に十分吸水させる）

米は乾物なので水戻しをします．水戻しといっても軟らかくなるわけではなく，水に浸けておき，米の中心部まで水を行き届かせるのです．でんぷんは水を加え，加熱することによりのり化（糊化）します．したがって，米の中心部まで水が吸収されないと，ご飯が炊き上がっても十分にのり化されず，ご飯粒に芯が残ってしまいます．

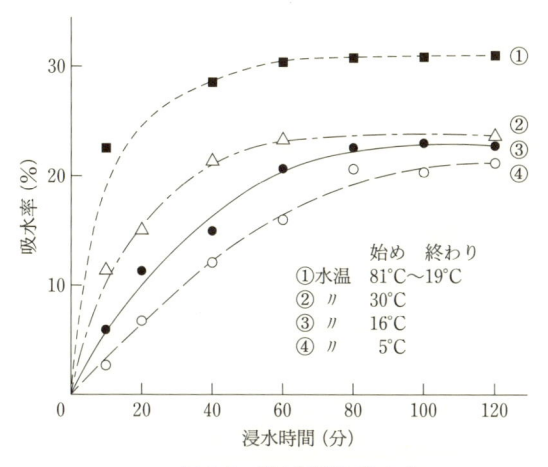

図 6-5 浸水時間と吸水率
〔松元文子他『調理学』，光生館(1972)〕

ここで大切なことは水温と浸漬時間です．米への吸水速度は水温と時間に関係します（図 6-5）．この図から分かるように，浸漬後 30 分の間に急速に吸水し，約 2 時間で飽和状態に達します．このことから浸漬時間は最低 30 分必要とされています．しかし 30 分も待つ時間がない場合は，水の温度を高くしておくと早く吸水します．なお浸漬時間が長すぎると，米粒が壊れやすくなり，光沢もなく，食感もわるいご飯になってしまいますので注意して

下さい．

4) **加熱**（火加減をしながら加熱します）

(1) 温度上昇期（内部が沸騰状態に至るまでの時間：8〜12分）

水を98℃以上の温度に上昇させます．ここで大切なのは水が沸騰するまでの時間で，長すぎても短すぎてもいけません．炊飯量の多少にかかわらず8〜12分程度かけて沸騰させます（火力調整）．なお，大量炊飯の場合は水量が多いので，この時間内では温度が98℃に達しないので，定量の沸騰水に米を入れ，再沸騰するまでの時間を短縮します（湯だき法）．

(2) 沸騰期（5分）

次は沸騰し続ける火力が必要です．中火にして5分間加熱します．この時間内に米粒は吸水，のり化が進み，粘りが出てきます．釜の中は米粒が動かない状態になります．

(3) 蒸し煮期（15分）

残りの水分で米を蒸している状態です．米粒は膨張し，やわらかくなります．15分間の加熱ですから焦げないように火力は弱くします．

(4) 蒸らし期（10〜15分）

ここではほとんど加熱する必要はなく消火してもよいのですが，温度が下がらないよう保温の状態が保てる火力にし，蒸らしの状態にします．この間，米粒の表面についている水分は吸収され，粘性は増し，米粒の中心まで完全にのり化され，炊飯完了です．

以上のように炊飯に関する原理は理論として成り立っているのです．この原理をマイコンに組み込み，米と水の量を決めてセットすれば自動的においしいご飯ができる，これが自動炊飯器というわけです．スイッチONにしてもしばらく反応がないことに疑問を持つ方もいますが，これは浸漬時間なのです．古来，日々の工夫から築き上げられた生活の知恵が，技術の進歩に

よりこのように便利な炊飯器をつくり出したのです．

　自動炊飯器には熱源がガスと電気がありますが，基本的には同じ構造で出来ています．電気炊飯器は初期の温度上昇が遅いという欠点がありますが，熱源に電磁誘導加熱（IH）や遠赤外線セラミックを組み込み，熱源を強化した機種も多く出回るようになりました．

参 考 資 料
1) 村山篤子，茂木美智子：最新調理科学，建帛社（1990）
2) 川端晶子，大羽和子編：新しい調理学，学建書院（1999）

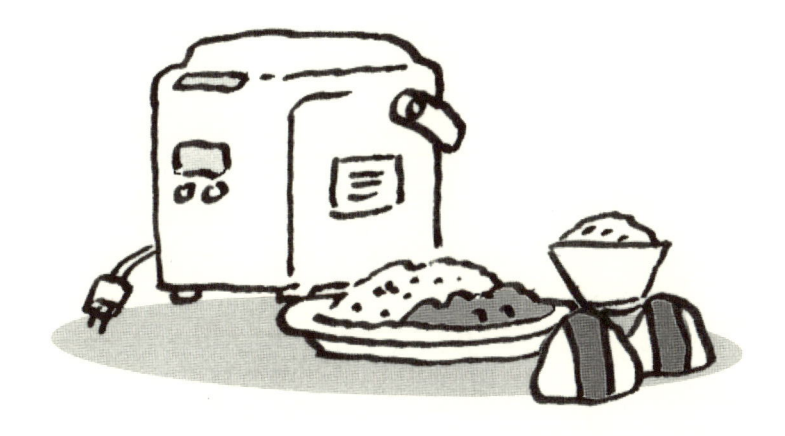

7. 栄養成分

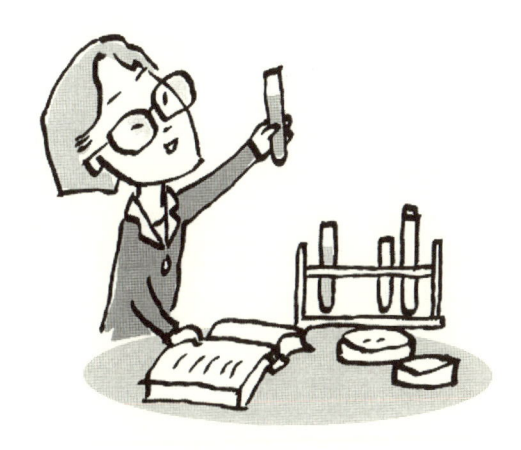

Q 25　ミネラルってなに，またその効用は？

　ヒトの体を構成している成分を，最小単位である元素で表わすと37種になることが分かっています．これらの含有割合（体重に対する割合）は酸素：61％，炭素：23％，水素：10％，窒素：2.6％で，全体のほぼ96.6％を占めています．この4種の元素は，たんぱく質，脂質，炭水化物など有機物の主な構成元素なので，人体には多く含まれているのです．残りの3.4％が33種の元素に相当するわけですが，これら33種の元素を総称してミネラル（無機質）と言います（表7-1）．この中で『五訂日本食品標準成分表』に掲載されている「ミネラル」（表中●印のついたもの）の効用について説明しましょう．

1)　カルシウム（Ca）

　成人の体内には1.5〜2.0％／体重（体重60kgの人で約0.9〜1.2kg）のカルシウムが含まれ，その99％がリンと結合したリン酸塩〔リン酸カルシウム：$Ca_3(PO_4)_2$，一部炭酸カルシウム：$CaCO_3$）〕の形で骨や歯などをつくる成分として役立っています．残りの1％は血液，筋肉，神経の組織などに含まれています．体内では血液中のカルシウムが不足すると，骨に含まれているカルシウムを奪い，血液中のカルシウム濃度を一定に保つ仕組みになっています．したがって，常々カルシウムが不足すると骨がもろくなり，いわゆる骨粗しょう症になってしまいます．日本人の食事の中で最も欠乏しやすいのがカルシウムで，摂取量は充足されておらず，特に10〜40歳代の人の摂取量が少ないようです．若いうちにカルシウム豊富な食材を摂取し，老後の健康に役立てましょう．

表7-1 人体を構成している元素の種類と含有量による分類

元素記号と名称	含有量/体重	分類 I	分類 II
O（酸素）, C（炭素）, H（水素）, N（窒素）	1％以上	多量元素	常量元素
★●Ca（カルシウム）, ★●P（リン）, S（硫黄）, ★●K（カリウム）, ●Na（ナトリウム）, Cl（塩素）, ★●Mg（マグネシウム）, Si（ケイ素）	1〜0.01％	少量元素	常量元素
★●Fe（鉄）, F（フッ素）, ★●Zn（亜鉛）, Rb（ルビジウム）, Sr（ストロンチウム）, Br（臭素）, Pb（鉛）, ★銅（Cu）	0.01〜0.0001％	微量元素	微量元素
Al（アルミニウム）, Cd（カドミウム）, B（ホウ素）, Ba（バリウム）, Sn（スズ）, ★●Mn（マンガン）, I（ヨウ素）, Ni（ニッケル）, ★Se（セレン）, Au（金）, ★Mo（モリブデン）, ★Cr（クロム）, Cs（セシウム）, Co（コバルト）, U（ウラン）, Be（ベリリウム）, Ra（ラジウム）	0.0001％以下	超微量元素	微量元素

人体を構成している元素 37種 〈無機質〉ミネラル 33種

──印：必須ミネラル（16種）
★印：「第六次改定日本人の栄養所要量」に摂取基準量が示されているもの（12種）
●印：「五訂日本食品標準成分表」に掲載されているもの（9種）

7. 栄養成分　99

2) リン (P)

体内には体重の約1％量のリンが含まれていますが，その約80％はカルシウムと結合し，リン酸カルシウム〔$Ca_3(PO_4)_2$，一部はリン酸マグネシウム $Mg_3(PO_4)_2$〕の形で骨や歯に存在しています．したがってカルシウムとのバランス摂取が大切になります．特にリンが血液中に過剰に存在すると，骨に含まれるカルシウムが奪われ，骨のカルシウム不足を来すことになります．リンはいろいろな食品素材に含まれているので通常の食生活では不足することはほとんどなく，加工食品にもよく使われていますので，むしろ過剰摂取に気をつけるべきかもしれません．

3) カリウム (K)

カリウムは主に体を構成している細胞内液に存在し，細胞外液に含まれるナトリウムと共に，細胞内外液の浸透圧を調整します．したがって両者の量的なバランスが大切です．特に食塩（NaCl）を過剰摂取したときには，カリウムを多く含む食品素材を摂取することによりナトリウムが排泄されやすくなります．なおカリウムが不足すると，不整脈や心不全の原因にもなります．また，筋肉内のカリウムが不足すると筋肉の働きが鈍化し，脱力感が生まれます．夏期とかスポーツ後など汗をかいたときは，汗と共にカリウムが失われます．今はやりのスポーツ飲料の中には，これを防ぐために開発されたものもあります．

4) ナトリウム (Na)

食塩（NaCl）の約40％がナトリウムですが，カリウムの項で説明したように，ナトリウムも細胞の浸透圧を一定に維持する働きをします．しかし慢性的に過剰摂取が続くと，血液中のナトリウムが増加して浸透圧が上昇することにより血圧が高くなります．それが高血圧の発症で，脳卒中や心筋梗塞などの引き金になりかねません．ナトリウムの目標摂取量は4g/日（食塩として10g）以下です．

5) マグネシウム (Mg)

マグネシウムはカルシウムと同様に，多く（全体の約60%）は骨や歯に含まれ，残りは筋肉，脳，神経，体液などに存在しています．特に体内に存在するカルシウム量とのバランスが大切で，マグネシウムとカルシウムの割合は1：2～3が効果的といわれています．マグネシウムが欠乏すると細胞内のカルシウム濃度が高くなりすぎて，筋肉の収縮がスムーズにいかなくなり，筋肉痛，けいれんなどが起こります．また，マグネシウムが慢性的に不足した場合に虚血性心疾患の発症など，心臓血管の障害との関係が認められています．

6) 鉄 (Fe)

体内に含まれる鉄（約4g）の約70%が血液中のヘモグロビン（血色素たんぱく質）に含まれ，全身に酸素を運びます（この鉄を機能鉄と言います）．残りの鉄は肝臓などに蓄えられ，機能鉄の不足を補います（貯蔵鉄）．鉄が不足すると鉄欠乏性貧血が起こり，動悸，息切れ，疲労感などが現れます．特に女性は生理による出血で鉄不足を招きやすく，注意が必要です．

7) 亜鉛 (Zn)

消化・吸収など，体内で行われる化学反応はいろいろな種類の酵素の働きによりますが，亜鉛はこれらの酵素と結合して，細胞分裂の促進，遺伝情報の伝達，たんぱく質の合成など生命活動に大きく関わっています．不足すると細胞分裂が滞り，皮膚炎，脱毛，子供の成長遅延，味覚障害などさまざまな症状が現れます．また免疫反応が弱まり，風邪などの病気にかかりやすくなります．

8) 銅 (Cu)

体内では赤血球中のヘモグロビンと鉄の結合によって全身に酸素を供給しますが，その働きに欠くことができないのが銅なのです．銅が不足すると，貧血，骨粗しょう症，毛髪異常（白髪になりやすい）などの原因になります．通常の食生活では銅の不足は起こりにくいようです．人工栄養の未熟児，高

カロリー輸液の長期投与を受けた人などに銅欠乏の発症例が見られたという報告があります。前者は母乳に比べ人工乳の方が銅が少なく，後者は輸液に銅が含まれていなかったのが原因です．

9) マンガン（Mn）

　カルシウムやリンと共に，骨の形成，骨や間接の結合組織の合成に役立っています．また，糖質，脂質，たんぱく質の代謝を促進する多くの酵素の構成成分にもなっています．不足すると骨形成の不全，筋無力症，生殖腺機能障害，糖尿病などの原因にもなりかねません．「一般にお茶を飲んでいる限りマンガンは不足しない」，「マンガン過剰症は存在しない」という報告もあります．

　以上のようにミネラルは微量成分ですが，健康を保つためには過不足なく摂取する必要があります．「バランスのとれた食生活」で十分補えますので三度の食事に気をつけましょう．

参 考 資 料

1) 鈴木継美，和田　攻編：ミネラル・微量元素の栄養学，第一出版（1994）
2) 西川善之，灘本知憲編：栄養学総論，化学同人（2000）
3) 奥田拓道監修：健康・栄養食品事典，東洋医学舎（2000）
4) 池上幸江：ビタミン・ミネラルのアンバランス，丸善（2001）

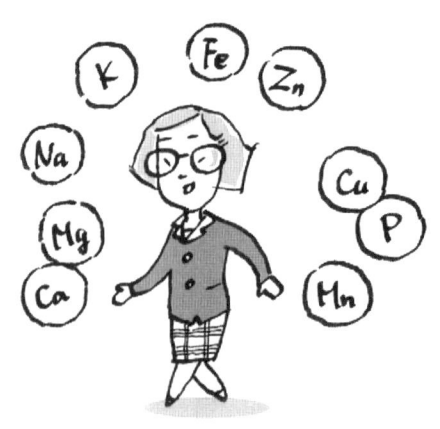

Q 26　アミノ酸ってどういうもの？

　アミノ酸は5大栄養素の1つであるたんぱく質（Q 27）を構成している基本物質です．塩基性のアミノ基（-NH$_2$），酸性のカルボキシル基（-COOH）を1つの分子内にもつ両性物質で，その一般式は下のようになっています．

$$\begin{array}{c} \text{R—CH—COOH} \\ | \\ \text{NH}_2 \end{array}$$

　自然界には約500種類のアミノ酸が存在するといわれていますが，日頃私たちが摂取する穀類，肉や魚，野菜，豆類などに含まれるたんぱく質を構成しているアミノ酸は約20種類です．それらの構造式は一般式に示すR部分が個々のアミノ酸によって異なります（表7-2）．摂取したたんぱく質は体内に入るとアミノ酸に分解され，多くは肝臓にプールされ，そこからそれぞれのアミノ酸が必要箇所に送られ，脳は働き，体は成長し，元気が出るという仕組みになっています．20種のアミノ酸の中には，体内で合成してくれるもの（非必須アミノ酸，11種類）と合成できないもの（必須アミノ酸，9種類）があります（表7-3）．

　必須アミノ酸は1つでも欠乏すると元気が失われ，体の機能が低下してしまうので食事から摂取する必要があります．非必須アミノ酸は体内でつくられますが，食事からとらなくてもよいというわけではありません．必須アミノ酸と同様，一定量をバランスよく摂取することが大切です．

　これらのアミノ酸を食事からバランスよく摂取するためには，1日に摂取するたんぱく質の質・量（アミノ酸の種類・含有量など）を考えた食事計画が必要です．食事から摂取したたんぱく質が体内に入ってから消化されるまで，すなわち，たんぱく質が体内でアミノ酸に分解されるまでには時間がか

表 7-2 アミノ酸の種類と構造式 R-CH-COOH の R の部分（表中●印は必須アミノ酸）
　　　　　　　　　　　　　　　　　　　｜
　　　　　　　　　　　　　　　　　　　NH_2

分類		名称	略号	分子量	R の部分およびその特性	
①脂肪族アミノ酸〈鎖式炭化水素を骨格とする〉		グリシン	Gly	75	H—	
		アラニン	Ala	89	H_3C—	
	分枝アミノ酸 (BCAA)	●バリン	Val	117	$\begin{matrix}H_3C\\H_3C\end{matrix}\!\!>\!\!CH-$	BCAA: branched-chain amino acid の略
		●ロイシン	Leu	131	$\begin{matrix}H_3C\\H_3C\end{matrix}\!\!>\!\!CH-CH_2-$	
		●イソロイシン	ILeu	131	$\begin{matrix}H_3C-CH_2\\H_3C\end{matrix}\!\!>\!\!CH-$	
	ヒドロキシアミノ酸	セリン	Ser	105	$HO-CH_2-$	-OH 基を含む
		●スレオニン（トレオニン）	Thr	119	$\begin{matrix}HO\\H_3C\end{matrix}\!\!>\!\!CH-$	
	酸性アミノ酸およびその酸アミド	アスパラギン酸	Asp	133	$HOOC-CH_2-$	カルボキシル基を含む
		グルタミン酸	Glu	147	$HOOC-(CH_2)_2-$	
		アスパラギン	Asn	132	$H_2N-\overset{O}{\overset{\|}{C}}-CH_2-$	アミノ基を含む
		グルタミン	Gln	146	$H_2N-\overset{O}{\overset{\|}{C}}-(CH_2)_2-$	
	塩基性アミノ酸	●リジン（リシン）	Lys	146	$H_2N-(CH_2)_4-$	アミノ基を含む
		アルギニン	Arg	174	$\begin{matrix}H_2N\\HN\end{matrix}\!\!>\!\!C-NH-(CH_2)_3-$	
	含硫アミノ酸	システイン	Cys	121	$HS-CH_2-$	硫黄(S)を含む
		●メチオニン	Met	149	$H_3C-S-(CH_2)_2-$	
②芳香族アミノ酸		●フェニルアラニン	Phe	165	⌬—CH_2-	ベンゼン環を含む
		チロシン	Tyr	181	$HO-$⌬—CH_2-	
③複素環アミノ酸	芳香族アミノ酸	●トリプトファン	Trp	204	インドール—CH_2-	複素環を含む
	塩基性アミノ酸	●ヒスチジン	His	155	イミダゾール—CH_2-	
	イミノ酸	プロリン	Pro	115	ピロリジン環-CH-COOH, NH　構造式全体を示す	

表 7-3 必須アミノ酸と非必須アミノ酸

必須アミノ酸 （9種類）	スレオニン，バリン，ロイシン，イソロイシン，メチオニン，フェニルアラニン，トリプトファン，リシン，ヒスチジン
非必須アミノ酸 （11種類）	アスパラギン酸，グルタミン酸，アスパラギン，グルタミン，セリン，グリシン，アラニン，システイン，チロシン，プロリン，アルギニン

かります．現代の日本の食生活では極端にたんぱく質が欠乏することは少ないのですが，無理なダイエットなどにより偏食になりがちの人や日頃あまり体を動かさない人が急に激しい運動をすると，かなり体に負担がかかり疲れやすくなります．これを防ぐために外出時20〜30分前にアミノ酸を補給しておくと消化時間はかからず，即効性があるので，エネルギー代謝がよくなり筋肉が動きやすくなります．すなわち，たんぱく質が不足しがちで，体力に自信がないときには，たんぱく質不足の補いに消化吸収の早いアミノ酸を補給し，元気づけをしておこうというわけです．こういう時に，たやすくアミノ酸補給できるように考えられたのが今話題のアミノ酸関連商品（Q 28）で，有名なアスリートによるアミノ酸飲料のCMが発端で，アミノ酸の効用が広く知られ，ブームを巻き起こしたと考えられます．

参 考 資 料
1) 五明紀春編：栄養学ハンドブック，技報堂出版（1998）
2) 五明紀春，長谷川恭子共編：アミノ酸＆脂肪酸組成表，女子栄養大学出版部（2000）
3) 西川善之，灘本知憲編：栄養学総論，化学同人（2000）

Q 27　たんぱく質って一体どんなもの？

　たんぱく質というのはアミノ酸（Q 26）が多数（約100〜1 000分子）結合して出来ている高分子化合物（分子量：約1万〜10万）の総称です．日頃私たちが食品から摂取するたんぱく質は，約20種類のアミノ酸で構成されています．たんぱく質はそれらのアミノ酸が100個以上結合しているわけですから，その種類は計算上，数え切れないほど存在するわけです．

　ここで少し難しい話になりますが，たんぱく質の基本物質であるアミノ酸がどのように結びついているのかを説明しておきましょう．前述の20種類のアミノ酸に共通している基本構造は図7-1に示すように，1つの分子内にアミノ基（$-NH_2$）とカルボキシル基（$-COOH$）を持つ有機化合物です．そして個々のアミノ酸の種類を決めているのがRの部分です．例えばRのところにHが付けばグリシン（図7-2），CH_3ならアラニン（図7-3）などです．

　まず2つのアミノ酸の結合の仕方を図7-4（上）に示します．左側のアミノ酸のカルボキシル基がもつOHと右側のアミノ酸のアミノ基がもつ水素

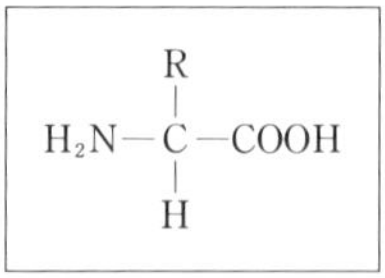

　　　　　　　　$-NH_2$：アミノ基
　　　　　　　　$-COOH$：カルボキシル基
　　　　　　　　$-R$：個々のアミノ酸によって異なる

図 7-1　アミノ酸の基本構造式

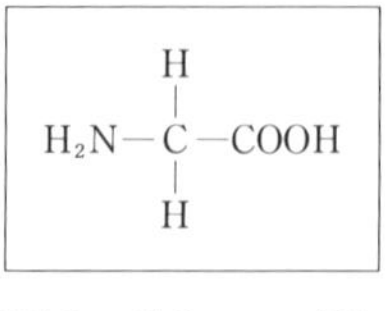

図 7-2　グリシン（Gly） 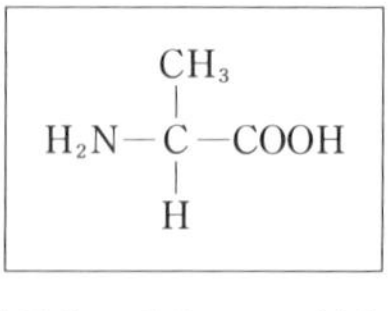　　　図 7-3　アラニン（Ala）

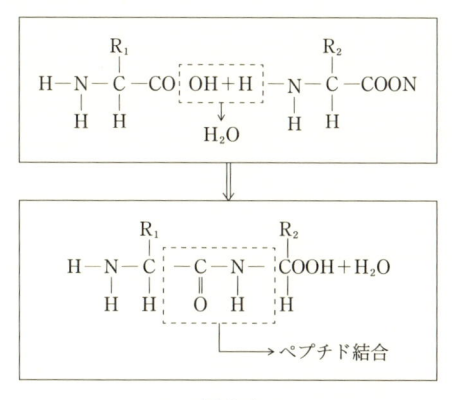

```
         R₁                    R₂
   H—N—C—CO OH+H —N—C—COOH
     |  |           |  |
     H  H           H  H
            ↓
           H₂O

         R₁         R₂
   H—N—C— —C—N— —C—COOH+H₂O
     |  |   ‖  |   |
     H  H   O  H   H
                 └→ペプチド結合
```

図 7-4

(H) が結合して水 (H₂O) を放出し2つのアミノ酸が結びつきます〔(図7-4(下)〕．図中の結合状態で，下に示す結合の仕方を一般にペプチド結合と言います．すなわち，たんぱく質はアミノ酸のカルボキシル基とアミノ基間の

```
   —C—N—
    ‖  |
    O  H
```

ペプチド結合によって次々とアミノ酸が鎖状に多数結合して出来ているものです（図7-5）．そして結合しているアミノ酸の総数，種類およびその個数，結合順序などによって多種多様な性質をもつたんぱく質が存在することになります．また，アミノ酸だけで構成されているたんぱく質（例えばアルブミン，グロブリン，グルテリンなど）を単純たんぱく質と言いますが，これ以外にアミノ酸の一部に糖やリン酸，核酸，脂肪，色素，金属などが結合したたんぱく質（複合たんぱく質），さらに誘導たんぱく質と言って，たんぱく質が熱・酸・アルカリや酵素などによって変化して出来るたんぱく質などもあります．

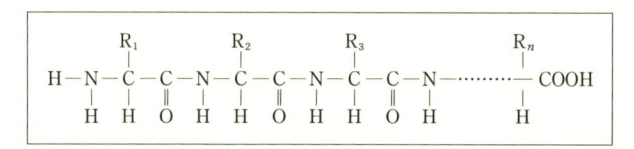

```
      R₁    R₂    R₃         Rₙ
   H—N—C—C—N—C—C—N—C—C—N— ······ —COOH
     | |  ‖ | |  ‖ | |  ‖       |
     H H  O H H  O H H  O       H
```

図 7-5 n 個のアミノ酸が結合したたんぱく質の構造式

表 7-3 たんぱく質の分類例―単純たんぱく質の種類とその特性―

名称	特性						例	所在(例)
	水	塩類	希酸	希アルカリ	熱	その他		
アルブミン	溶	溶	溶	溶	凝固		ラクトアルブミン 卵白アルブミン ミオゲン	牛　乳 卵　白 牛　肉
グロブリン	不溶	溶	溶	溶	凝固		ラクトグロブリン ミオシン グリシニン	牛　乳 牛肉・筋肉 大　豆
グルテリン	不溶	不溶	溶	溶	凝固		グルテニン オリゼニン	小　麦 米
プロラミン	不溶	不溶	溶	溶		70～80%のエタノールに可溶	グリアジン ゼイン(ツェイン) ホルデイン	小　麦 トウモロコシ 大　麦
硬たんぱく質 （アルブミノイド）	不溶	不溶	不溶	不溶			コラーゲン ケラチン	骨，爪，皮 爪，毛髪，角
ヒストン	溶	溶	溶	不溶		塩基性たんぱく質	ヌクレオヒストン 胸腺ヒストン グロビン	動物細胞核 胸　腺 血色素（ヘモグロビン）
プロタミン	溶	溶	溶	不溶		強塩基性たんぱく質	サルミン クルペイン スコンブリン	サ　ケ ニ　シ　ン サ　バ

　以上のことから分かるように，1つの食材の中にもいろいろな種類のたんぱく質が存在し，また異質な食材の中にも同系類のたんぱく質が存在しているということです．表7-3に単純たんぱく質の種類，それらの特性および含有食品例を示します．例えば，たんぱく質の1種であるアルブミンは水，塩類，希酸，希アルカリなどに溶け，加熱することにより，たんぱく質が凝固する性質を持っています．このような系類のたんぱく質は牛乳，卵白，牛肉などに含まれています．

　このように，たんぱく質は非常に複雑な性質と構造式を持っています．しかし摂取する食品のたんぱく質としての栄養価は，たんぱく質の種類ではなく，それを構成しているアミノ酸の種類と含有量によって判断されるのが一般的です．たんぱく質を構成する20種類のアミノ酸の一部（11種）は体内

で合成されますが，必須アミノ酸といって体内ではつくられず，食事から摂取しなければならないアミノ酸が9種類あります（Q 26）．この含有量を基本にたんぱく質の栄養価が算出されます（Q 29）．

　食事から摂取したたんぱく質は小腸から肝臓に届くまでに99％がアミノ酸に分解されます．そして身体の組織に必要なたんぱく質に再合成されたり，アミノ酸個々の働きに応じてホルモン，酵素の合成，体内の代謝反応など多面的に利用されて健康な体を維持するのに役立っています．

参 考 資 料

1) 鈴木敦士，渡部終五編：たんぱく質の科学，朝倉書店（1998）
2) 森田潤司，成田宏史編：食品学総論，化学同人（1999）
3) 五明紀春，長谷川恭子共編：アミノ酸＆脂肪酸組成表，女子栄養大学出版部（2000）
4) 西川善之，灘本知憲編：栄養学総論，化学同人（2000）

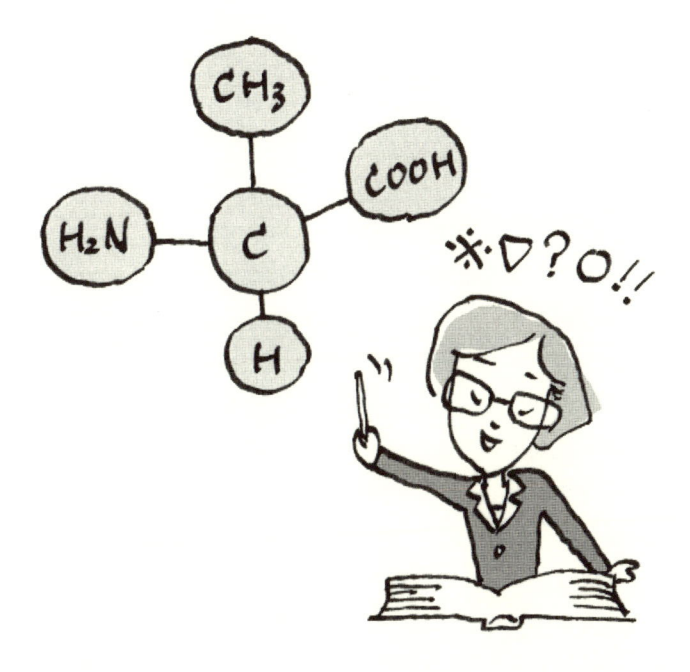

Q 28　スポーツ界話題のアミノ酸飲料の効果は？

　私たちの体は体重の約60％が水分（50kgの人で30kg）で最も多く，次に多いのがたんぱく質で約16％（同8kg，ただし男性17％，女性14％）あります．このたんぱく質は人体の筋肉，内臓，脳，神経，血管，皮膚，毛髪，血液，ホルモン等々の主成分で，体内のたんぱく質が消耗するとこれらの組織が衰え，不健康になります．したがって，日頃私たちは健康を維持するために穀類，肉や魚，野菜，豆類などの食材からたんぱく質を摂取し，バランスのとれた食生活を心がけることが大切なのです．

　さて人体に含まれるたんぱく質（あるいは食材に含まれるたんぱく質）は，約20種類のアミノ酸が100個以上，鎖状につながって出来ています（Q 26）．食事から摂取したたんぱく質が体内にはいると消化酵素により，たくさんつながっていたアミノ酸が徐々に切り離されていき，最終的には個々のアミノ酸となって，いろいろな場面で活用される仕組みになっています．食事から摂取したたんぱく質が消化・吸収されるまでに3～4時間ほどかかります．

　しかし，病気などにより食事をとることができない状況におかれた患者はどうなるのでしょうか．こういう人々のために開発されたものの例としてアミノ酸輸液や経腸栄養剤などがあります．たんぱく質が分解された状態と同じアミノ酸混合液を患者に投与することにより，体の衰えを防いだり，病状の回復を早めたりする効果が認められたのです．投与されたアミノ酸は，体内にはいると消化する必要がないので約30分後には小腸で吸収され，必要箇所に行き渡ります．

　マラソンランナーなどが激しい運動をするために必要なエネルギーは，一般人と同じようにまず体内の糖質を，次いで脂質を燃焼して使うのですが，2時間以上も走り続けるとさらに筋肉などのたんぱく質がエネルギーとして

使われるようになり，たんぱく質が消耗していきます．こういう状態が続くと当然疲労がたまり，筋肉，腱，靱帯，骨などに障害が起きたりします．そこで注目されたのがたんぱく質の構成成分であるアミノ酸を利用した飲料や製剤です．これらは従来医薬用として利用していたアミノ酸を，飲料あるいは製剤という形で簡単に飲むことのできるタイプにし，一般人の疲労を軽減することに応用されたと考えられます．すなわち，事前にアミノ酸を摂取して，体内たんぱく質の消費を抑える効果をねらったわけです．

表 7-4 アミノ酸飲料・製剤等に使用されているアミノ酸（○印：使用アミノ酸）

形状	商品例	アスパラギン酸	アスパラギン	グルタミン酸	グルタミン	セリン	スレオニン	グリシン	アラニン	バリン	ロイシン	イソロイシン	メチオニン	システイン	チロシン	フェニルアラニン	トリプトファン	プロリン	リジン	ヒスチジン	アルギニン	アミノ酸の数
粉末	①					○	○	○	○									○			○	6
粉末	②	○	○		○	○	○	○	○	○	○	○	○		○	○	○	○	○	○	○	17
顆粒	③		○		○		○	○	○	○	○	○						○	○	○	○	12
飲料	④	○	○		○	○	○	○	○	○	○	○	○		○	○	○	○	○	○	○	17
飲料	⑤									○	○	○									○	4
飲料	⑥	○	○						○	○	○	○									○	8
ゼリー	⑦									○	○	○										3
ゼリー	⑧	○	○		○	○	○	○	○	○	○	○	○	○	○	○	○	○	○	○	○	17
ゼリー	⑨		○				○	○	○	○	○	○						○			○	8
アミノ酸の数		4	5	0	1	3	5	5	6	8	8	8	4	1	3	4	4	6	5	4	8	

表 7-4 は現在市販されているアミノ酸飲料あるいは製剤などのうち，スーパーなどで売られている商品（9種類）に使用されているアミノ酸の種類をまとめたものです．アミノ酸の種類として⑦のように3種のアミノ酸しか使っていないもの，②，④，⑧のように17種類も使っているものなどまちまちです．ただ共通しているのは，①を除きいずれもバリン，ロイシン，イソロイシンという3種のアミノ酸が使われていることです．この3種のアミノ酸は総称して分枝アミノ酸（branched-chain amino acid, 略してBCAA）と言い，筋肉中のアミノ酸の35%を占めています．食品でいうならば卵黄た

んぱく質の20％，牛肉の18％を占めています．一般的にアミノ酸は肝臓で代謝されますが，BCAAは主に筋肉中で代謝され，運動をしたときは優先的にエネルギー源として使われるのが特徴です．したがって，BCAAを十分補っておけば，かなりの体力維持ができるので，筋力アップに不可欠なアミノ酸としてその利用価値は高いのです．また，アルギニンもほとんどの商品に入っています．これは成長ホルモンの合成・分泌を促す効果があるためです．成長ホルモンは体脂肪の代謝を促し，強靱な筋肉をつくったり，傷の

表7-5　アミノ酸の働き

アミノ酸の種類	体内での働き
分枝アミノ酸 （バリン，ロイシン，イソロイシン）	運動時の筋エネルギー源 筋肉強化（たんぱく質の合成促進） 疲労軽減（糖の消費節約） 肝機能強化 ロイシンはグルタミンの合成などに重要
グルタミン酸	脳内に多く含有．また神経伝達物質として機能している． アミノ酸代謝経路の中心的物質
グルタミン	脳，筋肉，血液などの体内に最も多く含まれているアミノ酸 血中のグルタミン値が低下すると疲労感を起こす． 胃の粘膜修復効果（胃潰瘍の治療薬に使用されている） 筋肉組織の合成を促進したり，分解を抑制する． 免疫機能を高揚
アルギニン	成長ホルモンの合成・分泌促進 体脂肪代謝に有効 筋肉強化 免疫機能高揚 肝機能強化 血管拡張作用（高血圧の調整）
リジン	カルシウムの吸収促進（骨粗しょう症の予防） 疲労回復
フェニルアラニン	抗うつ作用 鎮痛作用
チロシン	抗ストレス作用
ヒスチジン	白血球の生成促進
トリプトファン	ナイアシン（ビタミンの1種）の合成
プロリン	骨，腱，靱帯（結合組織）の構成成分 傷治癒促進作用

回復を早めるなどの働きをします．したがって，そのもとになるアルギニンが不足するといろいろ弊害が出てきます．その他のアミノ酸についての効用を表7-5にまとめました．

　基本的にはこれらのアミノ酸を運動の質や量に合わせて補給することで，筋肉の機能低下を抑え，筋肉の疲労を回復させることが可能になるのです．なお，商品はそれぞれ配合量が異なっていますので商品表示をよく見て，運動量，食事量など個人の生活に見合ったものを選択しましょう．また，アミノ酸がいろいろ効果があるといっても過剰摂取は禁物です．基本的にはバランスのとれた食事をし，たんぱく質が不足がちなときなど必要に応じ，アミノ酸関連商品を利用することが大切です．

参考資料

1) 根本　勇：アミノ酸とスポーツ，AJICO REFERENCE ON FOOD & HEALTH, No.17 (1997)
2) 小林寛道：スポーツとアミノ酸サプリメント，Ajico news, No.192 (1999)
3) 高橋迪雄，鳥居邦夫他：アミノ酸の力，味の素㈱ (2000)
4) 三條健昌：超・能力栄養素「アミノ酸」がすごい，現代書林 (2001)

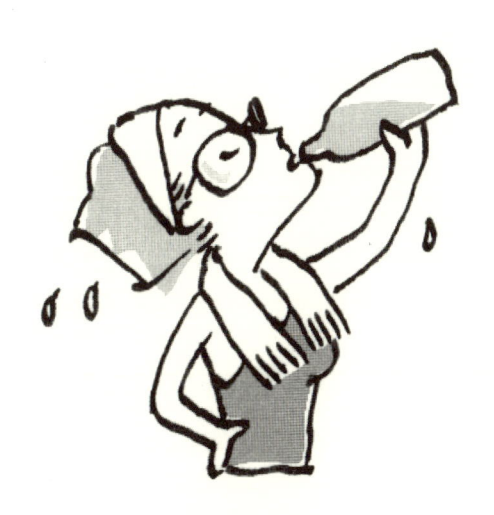

Q 29 大豆や卵，牛乳などのたんぱく質が体によいわけは？

　肉，魚，卵，牛乳などの動物性食品をはじめ大豆，米，麦などの植物性食品に含まれているたんぱく質の構成成分は，Q 27 で述べたようにアミノ酸です．そこで食品に含まれるたんぱく質の栄養価を考えるとき，必須アミノ酸（Q 26）がどれくらいの割合で含まれているかが大切な要素になってきます．各食品ごとに含まれるアミノ酸の種類・数・含有量などは異なり，アミノ酸がたくさん入っているから体によいというものではなく，体に必要なアミノ酸がどれだけ入っているかということの方が大切なのです．では，体に必要なアミノ酸とは何でしょうか．

　食品に含まれているアミノ酸は約 20 種類あります（Q 26）が，このうちの 11 種類は食品から摂取しなくてもある程度体内でつくられます（非必須アミノ酸）．しかし，残りの 9 種類は体内でつくることができないので食べものから摂取しなければなりません（必須アミノ酸）．

　必須アミノ酸の必要量は各アミノ酸の種類によって異なるのですが，その必要量から見て，その食品に必須アミノ酸各々がどれくらいの割合で含まれ，必要量を満たしているか否かを具体的に表わした数字が「アミノ酸価」（アミノ酸スコア，amino acid score）です．すなわち，人体にとって理想的な必須アミノ酸組成（アミノ酸評点パターン）に対して，食品に含まれる必須アミノ酸各々が評点パターンの当該アミノ酸の値以上であれば，その食品のたんぱく質は良質と評価され，何か 1 つでも不足しているアミノ酸があれば，その栄養価は低くなるという考え方です．

　アミノ酸価の実際の計算法は，食品に含まれるたんぱく質中の各必須アミノ酸含量（窒素 1g 当たりの含量：mg/gN）がアミノ酸評点パターンの当該アミノ酸含量（mg/gN）に対しどれくらいの割合（%）であるかを求めます．そして，その価が 100 未満で，かつ最低の値を示す必須アミノ酸を第一制限

アミノ酸とし，その価をアミノ酸価とします．この計算ですべての必須アミノ酸の割合が100以上であってもアミノ酸価は100とします．実際の計算例とアミノ酸価を表7-6に示します．

表7-6 アミノ酸評点パターンと食品のアミノ酸価（例）

A欄：理想的な必須アミノ酸含量(mg/gN)（FAO/WHO設定のアミノ酸評点パターン，1973年）
B欄：精白米可食部全窒素1g当たりの必須アミノ酸組成 (mg/gN)
C欄：B/A×100→精白米に含まれる各必須アミノ酸の理想的な量に対する割合．この中で最も割合の少ないアミノ酸が第一制限アミノ酸となり，この数字がアミノ酸価に相当する．
D欄：各種食品に対しC欄と同様に計算（「改訂日本食品アミノ酸組成表」より）

必須アミノ酸	A	計算例 精白米 B	計算例 精白米 C	D 大豆	D 木綿豆腐	D 糸引き納豆	D 全卵	D 生乳	D 牛挽肉
（ヒスチジン）*	—	—	—	—	—	—	—	—	—
イソロイシン	250	250	100	116	124	104	136	136	112
ロイシン	440	500	114	107	116	100	125	141	107
リシン	340	220	<u>65</u>	115	115	115	132	153	147
メチオニン（＋シスチン）	220	290	132	<u>86</u>	<u>82</u>	86	168	105	105
フェニルアラニン（＋チロシン）	380	580	153	142	147	142	153	142	113
スレオニン	250	210	84	92	92	<u>84</u>	116	104	100
トリプトファン	60	87	145	132	145	140	157	138	112
バリン	310	380	123	97	103	94	135	132	<u>97</u>
アミノ酸価			65	86	82	84	100	100	97
第一制限アミノ酸			リシン	メチオニン＋シスチン	メチオニン＋シスチン	スレオニン			バリン

＊ 現在ヒスチジンは必須アミノ酸であるが，1973年時は非必須アミノ酸に分類されていたのでこの計算にヒスチジンは加味されていない．

なお，シスチン，チロシンは必須アミノ酸ではありませんが，それぞれメチオニン，フェニルアラニンから体内で合成されるので，その必要量を補うものとして，栄養価判定に加算されます．

必須アミノ酸がバランスよく含まれている代表的な食品は母乳（人乳）・牛乳，卵，肉類，魚類です．小麦や米はもともとたんぱく質含量は少ないのですが，特に必須アミノ酸のリシンが少ないため小麦のアミノ酸価は低くなっています．主な食品のアミノ酸価を表7-7に示します．

表 7-7 食品のアミノ酸価と第一制限アミノ酸(例) (1973年 FAO/WHO)

分類	食品名	アミノ酸価 (第一制限アミノ酸)	分類	食品名	アミノ酸価 (第一制限アミノ酸)
穀類	精白米 小麦粉(強力粉)	65 (リシン) 38 (リシン)	卵類	鶏卵 卵黄, 卵白	100 100
いも類	サツマイモ サトイモ ジャガイモ	88 (リシン) 84 (イソロイシン) 68 (ロイシン)	乳製品	牛乳, 人乳 脱脂粉乳	100 95 (含硫アミノ酸)
豆製品	大豆 糸引き納豆 アズキ 木綿豆腐	86 (含硫アミノ酸) 84 (スレオニン) 84 (スレオニン) 82 (含硫アミノ酸)	野菜	カラシナ ブロッコリー カボチャ ニンジン キャベツ トマト	82 (含硫アミノ酸) 80 (ロイシン) 68 (ロイシン・スレオニン) 55 (ロイシン) 50 (ロイシン) 48 (ロイシン・バリン)
魚介類	マグロ, サケ, イワシ アサリ ズワイガニ クルマエビ マダコ	100 81 (バリン) 81 (バリン) 74 (バリン) 71 (バリン)	果物類	甘ガキ バナナ リンゴ ブドウ	91 (ロイシン) 66 (芳香族アミノ酸) 58 (芳香族アミノ酸) 36 (ロイシン)
肉類	牛, 豚, 鶏	100	海藻類	マコンブ(素干し) 干しヒジキ	82 (リシン) 62 (リシン)

注) 含硫アミノ酸：メチオニン＋シスチン
　　芳香族アミノ酸：フェニルアラニン＋チロシン

　以上のように，たんぱく質の栄養価はその食品に含まれる必須アミノ酸のバランスによって評価され，アミノ酸価の高い食品が良質なたんぱく質ということなのです．

参 考 資 料

1) 五明紀春，長谷川恭子共編：アミノ酸＆脂肪酸組成表，女子栄養大学出版部（2000）
2) 西川善之，灘本知憲編：栄養学総論，化学同人（2000）

Q 30　栄養素でない食物繊維が体によいわけは？

　穀類などに多く含まれる炭水化物は5大栄養素の1つですが，栄養的には糖質と食物繊維とに分けられます（表7-8）．一般に糖質は消化吸収されてエネルギーになりますが，分子が大きすぎてその物質を消化できない場合は栄養として役立てることはできません．これが食物繊維なのですが，以前は栄養学的に価値のないものとして扱われてきました．しかし近年，この難消化性の食物繊維に関する研究が進み，後述するように排便の促進（便秘予防），コレステロール値の低下（動脈硬化予防），摂取ナトリウムの体外排泄（高血圧予防）などが報告されるようになり，注目を浴びるようになったのです．
　さて日本では，食品成分分析上の考え方として，炭水化物の含有量はその食品に含まれる水分，たんぱく質，脂質および灰分の合計から差し引いた「残り」の値で表わしています．「残り」は「糖類」ですが，このうち「栄養にならない不消化性多糖類」を栄養学では「食物繊維」と呼んでいます．『四訂日本食品標準成分表』では炭水化物の分析値として「糖質」と「繊維」に分けて表記していました．しかし『五訂日本食品標準成分表』では，「炭水化物」とは別に「食物繊維」の項を独立させ，その「総量」，「水溶性」，「不溶性」の含有量を食品ごとに明示するようになりました．そして「食物繊維」を「ヒトの消化酵素で消化されない食品中の難消化性成分の総体」と定義しています．食物繊維の主な物質名とそれらの所在を表7-9にまとめました．
　このように食物繊維にはいろいろな物質があり，含まれる食品もさまざまです．しかし摂取後，体内で消化されないため，栄養素としての働きはほとんどないわけです．同様に「水分」も生命を維持する上で絶対に欠くことのできない成分の1つですが，消化・吸収といった栄養的な働きはしませんので栄養素ではないのです．

表 7-8 炭水化物の分類

一般に炭水化物は $C_m(H_2O)_n$ の形であらわされる場合が多い。栄養学上、消化される「糖質」と消化しにくい「食物繊維」とに分類し、糖質と食物繊維を総称して炭水化物という。

	分　類		物　質　名（例）	
単糖類	1分子の糖	五炭糖 ($C_5H_{10}O_5$) 六炭糖 ($C_6H_{12}O_6$)	・リボース、キシロース、アラビノース ・ブドウ糖（グルコース）、果糖（フルクトース）、ガラクトース、マンノース	糖質
少糖類	単糖が2〜10分子結合したもの	二糖類	単糖が2分子結合	・ショ糖（スクロース）：ブドウ糖、果糖各1分子結合 ・麦芽糖（マルトース）：ブドウ糖2分子結合 ・乳糖（ラクトース）：ブドウ糖、ガラクトース各1分子結合	
		オリゴ糖	単糖が3〜10分子結合	・フルクトオリゴ糖、ガラクトオリゴ糖、キシロオリゴ糖 ・ラフィノース、パラチノース	
多糖類	多数の糖およびその近縁物質が結合したもの	単純多糖類	1種の単糖が多数結合	・でんぷん、グリコーゲン	
				・セルロース	食物繊維
		複合多糖類	2種以上の単糖が多数結合	・グルコマンナン、ペクチン、寒天	
	誘導物質	糖アルコールなど	糖を還元して得られる低エネルギーの甘味料（難消化性）	・ソルビトール、マルチトール、ラクチトール	

表7-9 食物繊維の分類と所在

分類			物質名	所在	備考
食物繊維	不溶性	植物性	セルロース	穀類, 野菜など	日常の食事で摂取する食物繊維の大部分を占める
			ヘミセルロース (半繊維素)	穀類, 小麦ふすま, 野菜など	
			リグニン	野菜, ココア, ナシ, 豆類, 穀類のふすまなど	
			イヌリン	キクイモ, ユリ根, ゴボウ	
			アガロース, アガロペクチン	寒天	
		動物性	キチン, キトサン	カニ, エビの殻	
			コラーゲン	動物の腱, 肉など	
	水溶性	高分子	植物性	ペクチン	果物 (特に果皮), 野菜	
			ガム (グアーガム)	ある種のマメ科植物	
			グルコマンナン	コンニャク	
			アルギン酸	海藻	コンブ, ワカメなどのぬめりの成分
			動物性	コンドロイチン硫酸	サメのひれなど	
		低分子	難消化性デキストリン	穀類を処理したもの	
			ポリデキストロース	工業製品	アメリカ製. 日本で食品として輸入認可したのは1983年. 用途は清涼飲料水
			フラクトオリゴ糖, ガラクトオリゴ糖などの難消化性オリゴ糖	主に発酵工業製品	
			マルチトール, ソルビトールなどの糖アルコール	工業製品	ソルビトールは果実や海藻にもあり

しかし前述のように近年，食物繊維の摂取は生活習慣病を予防する「生理的効果」が明らかになり，栄養素ではありませんがその重要性が認められてきたのです．食物繊維を摂取することによる効果の例をいくつか挙げます．

1) 排便の促進

　不溶性の食物繊維は，大腸を通過しながら水分を吸収して膨潤し，便の重量を増やします．その結果，腸を刺激して排便を促します．水溶性食物繊維は，大腸での腸内細菌による発酵でかなり低分子化され，エネルギー源となったり，短鎖脂肪酸（炭素数6以下の脂肪酸）を生成したりします．この発酵分解産物は大腸を刺激して排便を促します．すなわち，食物繊維は排便回数を増し，便量も多くなることから，腸内の発ガン性物質（摂取した食物に発ガン性をもつ成分が含まれている可能性がある）をうすめたり，有害物質を吸着して速やかに排出して大腸ガンの発生を抑えると考えられています．片や，最近の疫学調査で食物繊維の摂取量と大腸ガンの発生率には相関がないという報告もあり，その効用は定かではありません．

2) 便秘予防

　便が腸管内で長期間滞留すると便に含まれる水分が奪われ，その結果，便が硬くなり排便が困難になります．1)で述べたように食物繊維は便量・回数共に多くなるので大腸での滞留時間が短くなり，便秘予防の効果が期待できるのです．

3) 血糖値の上昇抑制

　水溶性食物繊維は，水に溶けると粘性が出てきます．そのため摂取した食物が胃から小腸へ移動するのに時間がかかります．また小腸における糖やでんぷんの消化速度を遅らせます．その結果グルコース（ブドウ糖）の吸収が緩やかになり，食後に血糖値が急激に上昇するのを抑える働きをします．

4) 血中コレステロール値の低下

　食物繊維は摂取したコレステロールの吸収を抑制する効果があります．特

に水溶性の食物繊維は血中コレステロールを低下させる効果が高いといわれています。食物繊維を摂取後，便の中に食物繊維と共に胆汁酸やコレステロールの排出が増加する現象が認められています。一方，肝臓では胆汁酸量を一定に保つため，消費された胆汁酸を合成しなければなりません。そのためにはコレステロールが必要となり，体内のコレステロールが利用されます。したがって食物繊維はコレステロールの消費を高め，血中のコレステロール値を低下させるのです。

5) 過食・肥満の予防

3)でも述べたように，水溶性食物繊維は消化管内で水分に溶けると粘性が出るので，腸や十二指腸での滞留時間を長引かせます。また，不溶性食物繊維は消化管内で水を吸収して膨潤します。したがって，食物繊維の多い食事は摂取エネルギーが少なくても満腹感が得られやすく，過食による肥満の防止に役立つのです。

代表的な食品がコンニャクです。コンニャクは低エネルギーであると共に胃内滞留時間が長いので，空腹感をなくし腹もちをよくする効果があるといわれ，肥満者が減量するときによく利用されます。まさしくこれはコンニャクに含まれる食物繊維の効果です。

〔参考〕 コンニャクの栄養成分（100g 中）
エネルギー：5kcal，水分：97.3g
食物繊維：2.2g，その他：0.5g

6) 高血圧の予防

ペクチンやアルギン酸を多く含む食品（果物や海藻類）は含有するカリウム（K^+）が腸内のナトリウム（Na^+）とイオン交換してナトリウムの再吸収を阻止し，ナトリウムは食物繊維と共に排泄されます。その結果，血圧を上げる原因となるナトリウム濃度は下がり，高血圧の予防に効果があるというわけです。

7) 腸内有用細菌の増殖効果（腸内環境の改善）

　大腸にはさまざまな細菌が生息しています．小腸で消化されない食物繊維は大腸で腸内細菌の栄養源となり，有機酸（酢酸，プロピオン酸，酪酸，乳酸など）を生成します．したがって腸内のpHは下がり酸性となり，ビフィズス菌などいわゆる有用菌（善玉菌）を増やし，病原性腸内細菌など悪玉菌が生息しにくい環境になります．すなわち食物繊維は腸内環境の改善に役立っているのです．

　その他，美肌，虫歯予防などの効果が報告されています．しかし体によいからといって過剰摂取はよくありません．とり過ぎによって消化不良や下痢をおこすこともあります．食物繊維の目標摂取量は，成人の場合1日20～25gとされています．

　なお，食物繊維には水溶性，不溶性などの種類があり，それぞれ異なった効果をもつため，穀類，いも類，種実類，豆類，野菜類，果実類，きのこ類，海藻類などからまんべんなくとることが望ましいといえます．

　最後に食物繊維のエネルギー量について一言ふれておきます．従来，食物繊維のエネルギーはゼロという認識でしたが，1），7）で述べたように食物繊維の中には腸内細菌の栄養源となりエネルギーとして利用されているものもあります．その量は食物繊維の種類，個人の腸内環境などによって異なりますが，水溶性食物繊維で約2kcal/g，不溶性食物繊維で約1kcal/gと考えられています．しかし，食物繊維の所要量は成人で20～25g/日ですから，1日の所要エネルギー量（約2 300～1 800kcal/日）に対してそれほど気にする量ではないと思われます．

参 考 資 料

1) 印南　敏，桐山修八編：食物繊維，第一出版（1982）
2) 辻　啓介，森　文平：食物繊維の科学，朝倉書店（1997）
3) 中川邦男：トクホ「特定保健用食品」，ブックマン（1999）
4) 西川善之，灘本知憲編：栄養学総論，化学同人（2000）
5) 奥田拓道監修：健康・栄養食品事典，東洋医学舎（2000）
6) 健康・栄養情報研究会編：第六次改定日本人の栄養所要量，第一出版（2000）
7) 科学技術庁資源調査会編：五訂日本食品標準成分表，第一出版（2000）

Q 31　特定保健用食品ってどういうもの？

　「特定保健用食品」は，栄養改善法に「特別用途食品のうち，食生活において特定の保健の目的で摂取をする者に対し，その摂取によりその保健の目的が期待できる旨の表示をするものをいう」と定義されています．
　食品の機能には，栄養成分の補給機能（一次機能），味覚など嗜好面での機能（二次機能），生体調節機能（三次機能）があります．このうち三次機能の生体調節機能が効率よく現れるように設計された食品が1980年代に研究・開発されるようになり，機能性食品といわれていましたが，1991年，「特定保健用食品」として制度化されました．
　2001年に「栄養機能食品」（Q 32）が制度化され，「特定保健用食品」と「栄養機能食品」を総称して「保健機能食品」と呼ぶことになり，表示の際は「保健機能食品（特定保健用食品）」と表示されることになりました．
　栄養機能食品は，定められた食品成分を定められた範囲内で含有していれば機能表示が認められ，厚生労働大臣の認可を受ける必要がない規格基準型ですが，これに対し，特定保健用食品は個別許可型で，特定の保健の用途を表示する場合は，表示の内容について個々の食品ごとにその効果をデータにより実証し，提出した資料が審査され，厚生労働大臣の認可を受けなければなりません．特定保健用食品は，従来通常の食品形態のものに限定されていましたが，2001年4月から錠剤やカプセルも審査の対象となりました．許可されますと，許可マーク（Q 51）が付けられます．
　では，今までに認可されている特定保健用食品の「保健の用途」には，どのようなものがあるのでしょうか．
　厚生労働省によると，特定保健用食品の表示許可品目は，2003年1月1日現在で，330品目となっています．最も多いのが整腸効果食品で，関与している成分はオリゴ糖，乳酸菌，食物繊維などです．その他に，虫歯予防，

血糖値調節，中性脂肪・体脂肪調節，コレステロール調節，血圧調節，ミネラル吸収促進などの保健の用途があります．

市販されている乳製品乳酸菌飲料の表示の例を図7-6と図7-7にあげておきます．

- 保健機能食品（特定保健用食品）
- 生きたまま腸内にとどくヤクルト菌（L.カゼイ・シロタ株）の働きで，おなかの中の良い菌を増やし悪い菌を減らして，腸内の環境を改善し，おなかの健康を守ります．
- 1日当たりの摂取目安量：1本
- 摂取上の注意：開封後はお早めにお飲みください．

図7-6 乳製品乳酸菌飲料の表示例

栄養成分表示	1本（65 ml 当たり）
エネルギー	50 kal
たんぱく質	0.8 g
脂　質	0.1 g
炭水化物	11.5 g
ナトリウム	12 mg
ヤクルト (L.カゼイ・シロタ株)	150億個

図7-7 乳製品乳酸菌飲料の栄養成分表示

このように，保健機能食品（特定保健用食品）であるということと，表示許可された特定の保健の用途や1日当たりの摂取目安量なども表示されることになっています．

また，特定保健用食品の表示許可申請には，許可要件がいくつかある中で「食品または関与する成分について，保健の用途が医学・栄養学的に明らかであることを示す資料」，「食品または関与する成分について，安全性に関する資料」などを提出することが義務づけられており，保健の用途が医学・栄養学的に明確な根拠があること，また安全であることが求められています．

参 考 資 料

1) ㈶日本健康・栄養食品協会：特定保健用食品の申請マニュアル (1999)
2) 食品衛生調査会栄養補助食品等分科会資料，食品衛生研究，**51** (1), 21；**51** (2) 117；**51** (3) 103 (2001)
3) 食品衛生研究会：平成15年版 食品衛生小六法，新日本法規 (2002)

Q 32 栄養機能食品ってどういうもの？

「栄養機能食品」と表示する制度は，平成13年4月から施行されたもので，新設された「保健機能食品」の中の「栄養機能食品」ということを意味しています．栄養機能食品は，高齢化，食生活の乱れなどにより，通常の食生活を行うことが困難な場合などに不足しがちな栄養成分を補給・補完するものです．保健機能食品は，その食品の目的や機能などの違いにより，従来から制度化されていた「特定保健用食品」（Q 31）と「栄養機能食品」に類型化されました．いわゆる健康食品とか，栄養補助食品と呼ばれているものをこの2つの食品に類型化し，これらを総称して「保健機能食品」と呼ぶことになったものです．

私たちが口から摂取するものには，食品と医薬品がありますが，成分の効果・効能の表示は食品には認められていません．食品では，「特別用途食品」（特定保健用食品を含む）（Q 31）だけは認められていましたが，栄養機能食品が創設されたことにより，栄養素などの機能を表示できる食品が登場しまし

	保健機能食品		
医薬品 (医薬部外品を含む)	特定保健用食品 (個別許可型)	栄養機能食品 (規格基準型)	一般食品 (いわゆる健康食品を含む)
表示内容	・栄養成分含有表示 ・保健用途の表示 (栄養成分機能表示) ・注意喚起表示	・栄養成分含有表示 ・栄養成分機能表示 ・注意喚起表示	(栄養成分含有表示)

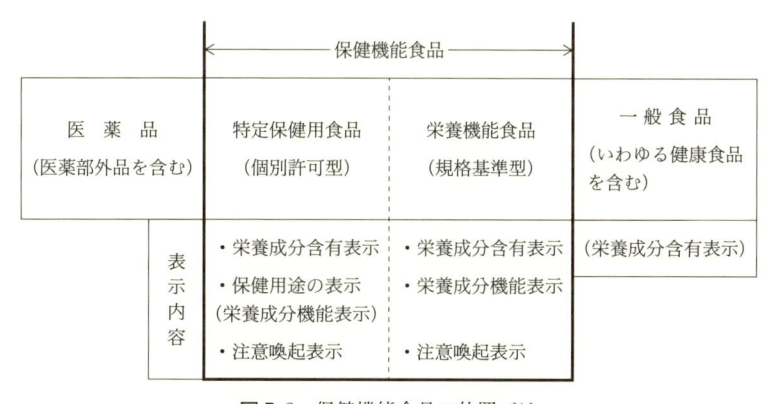

図 7-8 保健機能食品の位置づけ

表 7-10 栄養機能の表示が許される栄養成分とその内容

栄養成分	下限量	機　　能	上限量	注意喚起表示
カルシウム	250mg	カルシウムは，骨や歯の形成に必要な栄養素です．	600mg	本品は，多量摂取により疾病が治癒したり，より健康が増進したりするものではありません．1日の摂取目安量を守ってください．
鉄	4mg	鉄は，赤血球を作るのに必要な栄養素です．	10mg	同　　上
ナイアシン	5mg	ナイアシンは，皮膚や粘膜の健康維持を助ける栄養素です．	15mg	同　　上
パントテン酸	2mg	パントテン酸は，皮膚や粘膜の健康維持を助ける栄養素です．	30mg	同　　上
ビオチン	10μg	ビオチンは，皮膚や粘膜の健康維持を助ける栄養素です．	500μg	同　　上
ビタミンA	180μg	ビタミンAは，夜間の視力の維持を助ける栄養素です． ビタミンAは，皮膚や粘膜の健康維持を助ける栄養素です．	600μg	本品は，多量摂取により疾病が治癒したり，より健康が増進したりするものではありません．1日の摂取目安量を守ってください．妊娠3か月以内又は妊娠を希望する女性は過剰摂取にならないよう注意してください．
ビタミンB_1	0.3mg	ビタミンB_1は，炭水化物からのエネルギー産生と皮膚や粘膜の健康維持を助ける栄養素です．	25mg	本品は，多量摂取により疾病が治癒したり，より健康が増進したりするものではありません．1日の摂取目安量を守ってください．
ビタミンB_2	0.4mg	ビタミンB_2は，皮膚や粘膜の健康維持を助ける栄養素です．	12mg	同　　上
ビタミンB_6	0.5mg	ビタミンB_6は，たんぱく質からのエネルギーの産生と皮膚や粘膜の健康維持を助ける栄養素です．	10mg	同　　上
ビタミンB_{12}	0.8μg	ビタミンB_{12}は，赤血球の形成を助ける栄養素です．	60μg	同　　上
ビタミンC	35mg	ビタミンCは，皮膚や粘膜の健康維持を助けるとともに抗酸化作用を持つ栄養素です．	1000mg	本品は，多量摂取により疾病が治癒したり，より健康が増進したりするものではありません．1日の摂取目安量を守ってください．

栄養成分	下限量	機　　能	上限量	注意喚起表示
ビタミンD	0.9μg	ビタミンDは，腸管でのカルシウムの吸収を促進し，骨の形成を助ける栄養素です．	5.0μg	同　上
ビタミンE	3mg	ビタミンEは，抗酸化作用により，体内の脂質を酸化から守り，細胞の健康維持を助ける栄養素です．	150mg	同　上
葉　酸	70μg	葉酸は，赤血球の形成を助ける栄養素です．葉酸は，胎児の正常な発育に寄与する栄養素です．	200μg	本品は，多量摂取により疾病が治癒したり，より健康が増進したりするものではありません．1日の摂取目安量を守ってください．本品は，胎児の正常な発育に寄与する栄養素ですが，多量摂取により胎児の発育が良くなるものではありません．

た．そこで，この保健機能食品は一般の食品と医薬品との間に位置づけられています（図7-8）．

栄養機能食品は，特定保健用食品と異なり，定められた基準を満足していれば厚生労働大臣の認可を受けることなく製造者が任意で表示できる許可基準型です．表示できる特定の栄養成分やその量，表示方法などのルールが定められていて，製造者はこれに従って表示します．では，栄養機能食品はどのような栄養成分についてその機能を表示できるのでしょうか．

食品の成分とその機能が認められ国際的に定着しているものや，広く学会などで認められているもので，通常の食生活に必要な量についても確認されている栄養成分に限定されています．対象となる栄養成分は，12種類のビタミン（ビタミンA，D，E，B_1，B_2，B_6，B_{12}，C，ナイアシン，葉酸，ビオチン，パントテン酸）と2種類のミネラル（カルシウム，鉄）の合計14種類で，それぞれ定められた上限量・下限量内であれば定められた栄養成分の機能表示ができます（表7-10）．

市販されている炭酸飲料の表示の例（図7-9）を栄養成分表示（図7-10）

- 保健機能食品（栄養機能食品）
- ビタミンEは，抗酸化作用により，体内の脂質を酸化から守り，細胞の健康維持を助ける栄養素です．
- 1日当たり1本を目安にお飲みください．
- 本品は，多量摂取により疾病が治癒したり，より健康が増進したりするものではありません．1日の摂取目安量を守ってください．
- 本品は，特定保健用食品と異なり，厚生労働大臣による個別審査を受けたものではありません．

図7-9　栄養機能食品の表示例（炭酸飲料）

栄養成分表示　1本（230ml 当たり）	
エネルギー	112kcal
たんぱく質	0g
脂　　質	0g
炭水化物	28.7g
ナトリウム	156mg
ビタミンC	1 000mg　（1 000％）*
ビタミンE	4mg　（　40％）*
大豆オリゴ糖（スタキオース，ラフィノース）	1〜2.6g

＊（　）は栄養所要量に対する充足率

図7-10　栄養機能食品の栄養成分表示

と合わせて見てみましょう．

　この表示例に見られるように，保健機能食品（栄養機能食品）には，栄養成分表示を含め図に示した項目を必ず表示しなければなりません．これはビタミンEの例ですが，機能表示しようとする栄養成分についての表示の内容は，表7-10にある文言と一字一句同一であることが求められています．また，表示しようとする栄養成分についての1日当たりの摂取目安量を表示し，その量は表7-10に示される下限量・上限量の範囲に入らなければなりません．

　さらに，1日当たりの摂取目安量で得られるその栄養成分の量の，栄養所要量に対する割合も表示します．

　このように許可申請はせず任意で表示されていますが，定められた基準を守るようになっていますので，これらの表示から多くの情報を得ることがで

きます．

参 考 資 料

1) ㈶日本健康・栄養食品協会：特定保健用食品の申請マニュアル（1999）
2) 食品衛生調査会栄養補助食品等分科会資料，食品衛生研究，**51**(1), 21；**51**(2), 117；**51**(3), 103（2001）
3) 食品衛生研究会：平成 15 年版 食品衛生小六法，新日本法規（2002）

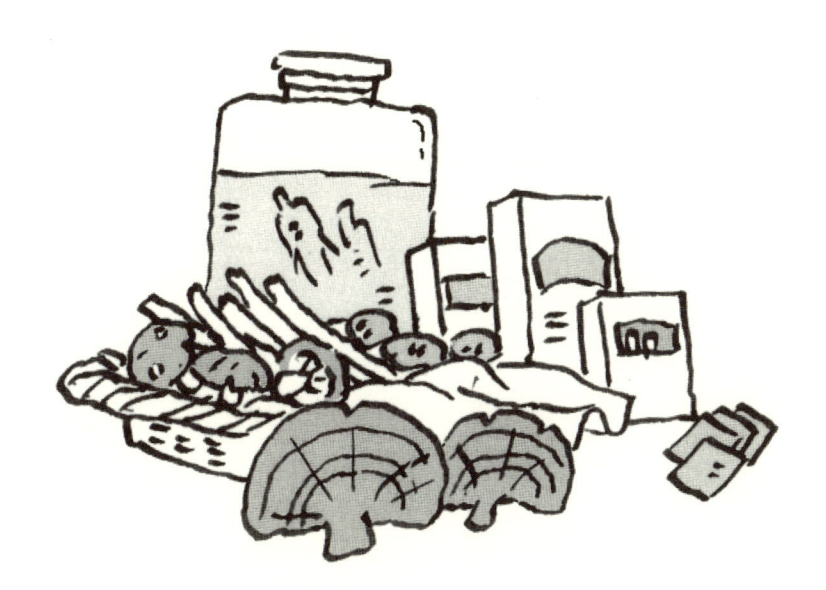

8. 食品の腐敗と保存

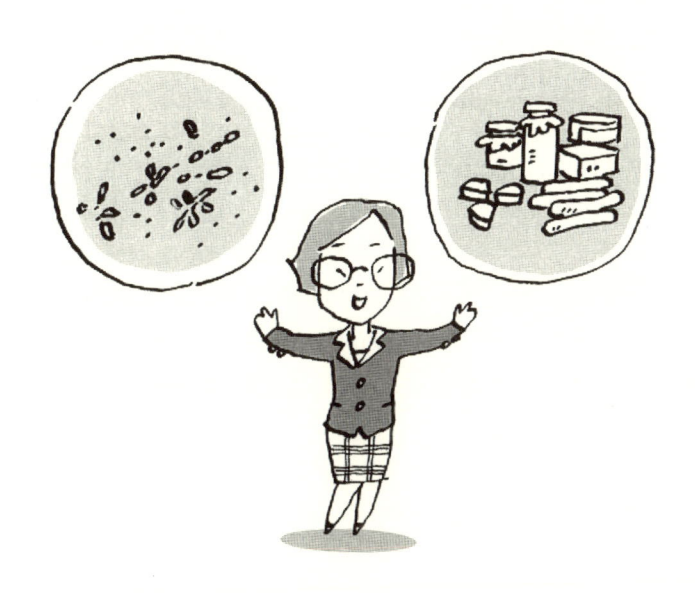

Q 33　食べものはなぜ腐るの？

　食品は賞味期限（Q 45）を過ぎると色や味，におい，硬さなどに変化がでてきます．この原因の多くは，細菌，カビ，酵母などの微生物の働きによるもので，食品に含まれているたんぱく質，糖質，脂質などの栄養成分がいろいろな物質に分解され，本来の食品とは異なったものになり，最後には可食性を失うことになります．このような現象を一般に食品の腐敗と言います．食品中には多少の微生物が生存しているうえ，栄養成分や水分があるため，微生物が増殖しやすい環境が整っています．また，腐敗に関与する微生物は身近な生活圏内である水，土壌，空気中にも生息していますので，汚染されていない食品でも密閉されていない限り徐々に汚染される可能性は大きいといえます．

　腐敗による食品の変化は，食品に含まれる成分や微生物の種類によって異なりますが，酸味がでたり，においが悪くなったり，カビが生えたりするので，一般にはヒトの感覚器官で腐敗を感知することができます．なお腐敗は，微生物による食品のマイナスの変化ですが，みそ，しょうゆ，漬物，アルコール飲料，ヨーグルトなどのように微生物の働きによっておいしいものを作りだすプラスの効果もあります．これを発酵と言い，発酵現象を利用して作られた食品を発酵食品と言います（Q 13）．

　では，微生物はどのような過程を経て増殖するのでしょうか，身近な食品について説明しましょう．

1)　魚

　海水または海底汚泥中に生息している微生物が魚の表面（皮膚）などに付着しますが，魚が生きている間は体内に侵入することはほとんどありません．魚の死後，微生物は魚肉中のエキス成分を利用して増殖し，活発に活動

を始め，腐敗へと進みます．

2）鶏　　卵

　産卵直後の卵の内部はほぼ無菌です．卵殻表面に付着している微生物は洗浄しても除去できませんが，卵の構造（図 8-1）から言って付着菌が内部へ

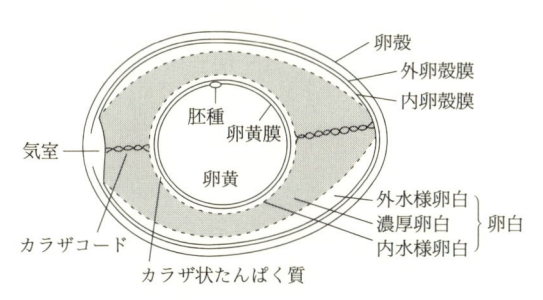

図 8-1　鶏卵の断面図
〔菊池編『動物タンパク質食品』，朝倉書店（1994）〕

侵入する可能性はほとんどありません．しかし殻の表面が湿っていたり，傷が付いていたりすると微生物は卵白にたどりつき，ここを通り抜けた腐敗菌は卵黄に達し急速に増殖し腐敗を起こします．なお，卵白のたんぱく質には微生物の増殖を抑える物質（例えばリゾチーム：溶菌作用がある）もあり，産卵後，微生物が気孔を通して侵入しても卵白内においては増殖しにくくなっています．

3）野　　菜

　野菜の表面に付着した微生物は，直接野菜の内部に入る力はありません．輸送中や貯蔵中に何らかの理由で野菜の表面に傷がついたとき，その傷口から腐敗菌が侵入し病害を受けます．例えば，ハクサイの軟腐病（組織が軟化し腐敗する），キャベツの葉枯病（黒い斑点が大きくなって枯れていくのでキャベツ黒斑病ともいう），キュウリ斑点細菌病，トマトかいよう病など，病害にはいろいろな種類があります．なお野菜は水分が蒸発しやすく，水分の減少は鮮度の低下につながります．

4）果　　実

　果実は pH〔2.3（レモン）〜5.0（バナナ）程度〕が野菜（pH 5〜7 程度）に比べて低く，果皮が丈夫で，しかも表皮がワックスなどで覆われているので微生物による被害は受けにくい状態にあります．しかし野菜と同様，果皮の傷口から腐敗菌が侵入し腐敗しますが，そのほとんどはカビによるもので，ミカンの青カビ病・緑カビ病，ナシの灰色カビ病・輪紋病などがあります．またリンゴ芯腐病といってリンゴの開花期に花の柱頭から菌が侵入し，果実の貯蔵期になって活発になり，リンゴの果芯から外側に向かって果肉を腐敗するという病害もあります．

　なお，バナナを冷蔵庫に入れると表皮が黒くなるのは腐敗ではなく，低温障害です．バナナは熱帯産で寒さに弱いので，13℃以下に保存するのはよくありません．バナナ以外にもレモン，カボチャ，サツマイモ，キュウリ，ピーマン，ナスなども低温貯蔵（0〜10℃）すると何らかの障害が発生します．

5）餅

　だれもが見たことのある餅のカビ．日ごとに増殖するのを見てなぜ？　と思う人も多いことでしょう．ご存知のように餅はもち米を蒸煮し，臼でつき上げたものですから，出来たての餅の中にはカビは生息していません．しかし空気中に存在していたり，餅を入れる容器類に付着しているカビ胞子などがもとになってカビは増殖します．餅の主成分は炭水化物で，水分も 40％程度あります．これに温度環境（10〜25℃）が整えばカビが生育する最適条件になるのです．餅は通気がよく，温度変化の少ない冷暗所に保存しましょう．

6）そ　の　他

　加工食品では，原料に付着した微生物と製造する工場に常在する微生物（多くは原料中のものと同じ）などがありますが，人の出入りによる汚染などもあって腐敗の原因はかなり複雑です．

　また，漬物や，佃煮のように食塩濃度が高いと腐敗しにくいというのは常

識で，事実，食塩濃度が5～10％の食品になると微生物は増殖しにくくなります．しかし腐敗を完全に防ぐことはできません．食品の種類，保存方法，食塩濃度などによって異なりますが，高塩度で生息する微生物（好塩菌）もいますので過信は禁物です．

さらに食品を加熱したからと言って腐敗しないわけではなく，好熱菌（好温菌）と言ってかなり高い温度でも生育する微生物も存在し，保温食品の腐敗の原因となります．

以上のように食品の腐敗原因はいろいろあって特定は困難ですが，微生物の種類によって増殖する温度，食塩濃度にかなりの違いがあります．これ以外にも食品の水分，pHなどの影響も受けます．

では，食品中に腐敗菌が増殖すると食品の成分はどのように変化するのでしょうか．一言でいうならば，たんぱく質，炭水化物などのような高分子化合物が，微生物の産生する酵素の働きによって徐々に低分子の化合物に分解され，次のような過程を経て変化していきます．

1) たんぱく質の微生物による変化（図8-2）

食品中のたんぱく質は腐敗菌の産生するプロテアーゼ（たんぱく質分解酵素）によってアミノ酸に分解されます．さらにアミノ酸はアンモニア，アミン類（トリメチルアミン，ジメチルアミンなど），インドール，スカトール，硫化物，メルカプタン（チオール），酪酸などに変化し，これらの物質が腐敗臭の原因となります．

```
たんぱく質 →ポリペプチド→アミノ酸→［脂肪酸，アンモニア，アミン類，硫化水素，
                              インドール，スカトール，メルカプタン，酪
                              酸など］
炭水化物　 →糖→有機酸→アセトン，アルデヒド，アルコール→炭酸ガス，水
脂　　肪　 →グリセリン，脂肪酸→アルデヒド，ケトン，低級脂肪酸など
```

図8-2　食品成分の腐敗による変化
〔村尾他『くらしと微生物』，培風館（1998）〕

2) 炭水化物の微生物による変化（図 8-2）

炭水化物は腐敗菌の産生するグルコシダーゼ（でんぷん分解酵素）によってブドウ糖などの糖に分解されます．低分子の糖やそのリン酸エステルはさらに分解され有機酸（酢酸，プロピオン酸，ギ酸，酪酸，乳酸など）やアルコールなどに変化し，最終的には炭酸ガスと水になります．

3) 脂質の変化（変敗）（図 8-2）

脂質の変化は微生物に由来するものもありますが，一般的には空気中の酸素による酸化が主で，腐敗と区別し「油脂の変敗」とも言います．油脂は酸化によって遊離脂肪酸や酸化物が生成され，油脂の風味を損ねることになります．さらに分解が進むとアルデヒド，ケトン，低級脂肪酸などに変化し，油脂の変敗（腐敗）臭の原因となります．

4) 腐敗による外観の変化

まず色についてですが，これは腐敗菌自体が持っている体内色素あるいは腐敗菌が分泌する色素によって，腐敗の進行と共に食品の色が変わっていきます．また，腐敗菌の活動による化学的な変化によって変色したり，つやがなくなったりします．さらに糸を引くようなネトが発生することもありますが，このネトは腐敗菌の集合体そのものです．

5) 腐敗による食感（硬さ）の変化

腐敗菌によって食品に含まれるでんぷんやたんぱく質が分解されると当然組織の軟化が起こります．また果実や野菜が軟化する現象は，これらに含まれるペクチンを分解する菌（ペクチン分解菌）によるものです．

食品の劣化度合いは pH を計ったり，色の変化を見たり，劣化のもとになる化学物質（例えば過酸化物など）を検出したりして予知することはできます．しかし，微生物による腐敗度を知るには生菌数（食品中に生存している細菌の数）の測定が重要です．この数は必ずしも腐敗の度合いと一致するものではありませんが，食品の鮮度や保存性を推定する上で有力な指標となり

ます．

　食品はいろいろな過程を経て徐々に腐敗へと進行するわけですが，前述のように食品の初期腐敗は視覚（色，混濁，ネトなど），嗅覚（腐敗臭，刺激臭など），味覚（異味，酸味など），触覚（弾力，粘度など）など，いわゆるヒトの感覚器官で判断をすることができます．食品の腐敗から身を守るためにはまず感覚感度を高め，少しでもおかしいと思ったら口にしないことです．冷蔵庫の過信も禁物です．

参 考 資 料

1) 相磯和嘉監修：食品微生物学，医歯薬出版（1976）
2) 木村　光，河合　章編：食品微生物学，培風館（1980）
3) 村尾澤夫，藤井ミチ子，荒井基夫：くらしと微生物（改訂版），培風館（1998）
4) 山中英明，藤井建夫，塩見一雄：食品衛生学，恒星社厚生閣（1999）

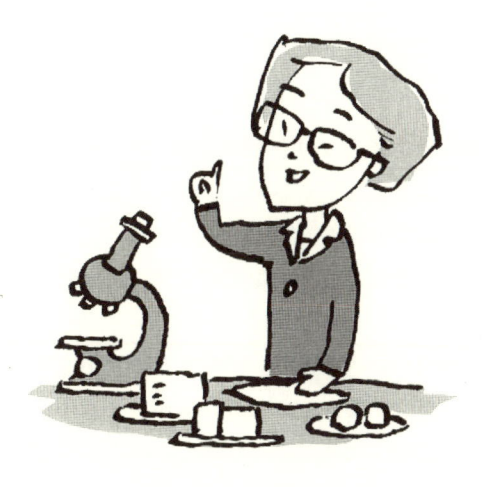

Q 34　食中毒が起こる原因は？

　ヒトの体は食品を摂取すると，必要な栄養素は吸収し，不要物は排泄するというように機能的に都合よく出来ています．しかし，摂食したことにより健康障害を起こすこともあります．飲食が原因で起きる健康障害の中で，急性胃腸炎のような症状（例えば腹痛，下痢，嘔吐，発熱など）がでた場合，一般に食中毒が疑われます．その原因は，①飲食物，調理器具，食器・容器包装など，あるいは汚染された「手」を介して体内に入った細菌（例えばサルモネラ菌，大腸菌など）によって発症する食中毒（感染型），②細菌が腸内で増殖し，その産生する毒素によって発症する食中毒（毒素型），③有毒な化学物質が食品の加工・調理の段階で混入し，それを摂食することによるもの（例えばヒ素，カドミウムなど）と，④植物性の自然毒（例えばジャガイモの芽に含まれるソラニン）や，⑤動物性の自然毒（例えばフグ毒）などのように動物・植物自体が持っている毒性物質によるものがあります（図8-3）．

　なお，最近「小型球形ウイルス（SRSV）による食中毒」が注目されはじめました．世界各地でこのウイルスに汚染された生ガキ（貝）を食べた人の発症例が多く報告されています．生ガキ以外にもサラダ，果実，ケーキ，飲料水などによる発症例もあります．日本では平成10年より新しい食中毒として行政で対応するようになりました．

　食中毒の中で発症頻度が高いのは細菌性食中毒で，発症件数の70％以上を占めています．そこで細菌性食中毒を引き起こす細菌の種類とその特徴を表8-1にまとめました．

　これらの細菌や毒物が体内に入り，発症すれば食中毒というわけですが，同じものを食べても発症する人と，しない人がいます．これは摂取量にもよりますが，それ以外に個人の体調のよしあしにも大きく影響されます．食中毒の発症が多い時期は6月から9月で，ピークは7～8月です．この月は気

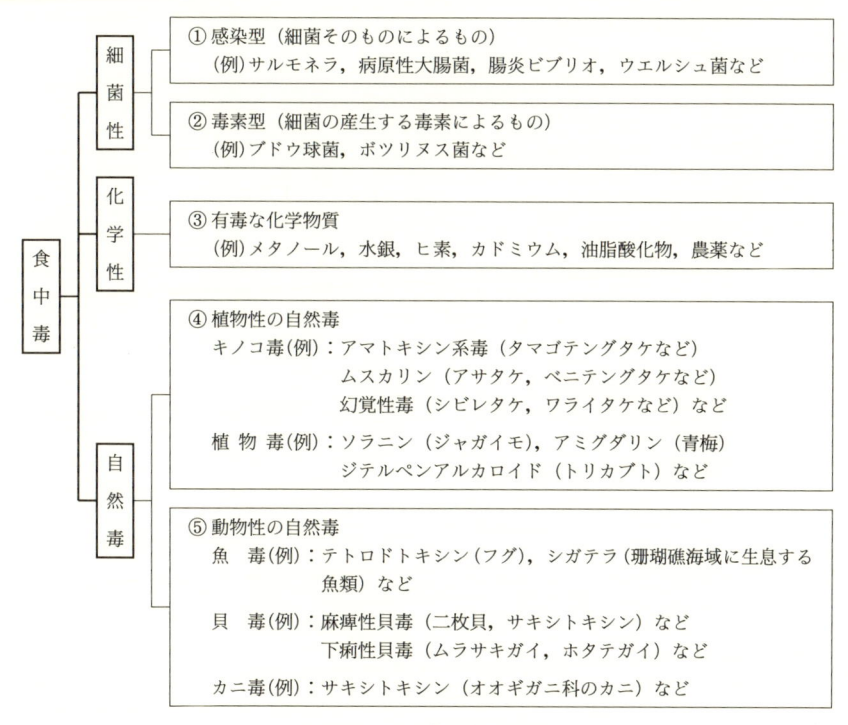

```
食                  ┌① 感染型（細菌そのものによるもの）
中   細菌性         │  （例）サルモネラ，病原性大腸菌，腸炎ビブリオ，ウエルシュ菌など
毒                  └② 毒素型（細菌の産生する毒素によるもの）
                      （例）ブドウ球菌，ボツリヌス菌など

     化学性         ─③ 有毒な化学物質
                      （例）メタノール，水銀，ヒ素，カドミウム，油脂酸化物，農薬など

     自然毒         ┌④ 植物性の自然毒
                    │  キノコ毒(例)：アマトキシン系毒（タマゴテングタケなど）
                    │             ムスカリン（アサタケ，ベニテングタケなど）
                    │             幻覚性毒（シビレタケ，ワライタケなど）など
                    │  植 物 毒(例)：ソラニン（ジャガイモ），アミグダリン（青梅）
                    │             ジテルペンアルカロイド（トリカブト）など
                    └⑤ 動物性の自然毒
                       魚   毒(例)：テトロドトキシン（フグ），シガテラ（珊瑚礁海域に生息する
                                   魚類）など
                       貝   毒(例)：麻痺性貝毒（二枚貝，サキシトキシン）など
                                   下痢性貝毒（ムラサキガイ，ホタテガイ）など
                       カニ毒(例)：サキシトキシン（オオギガニ科のカニ）など
```

図 8-3　主な食中毒の分類

温・湿度ともに高く，細菌の増殖しやすい時期でもあります．またヒトは夏バテで体力を消耗し，冷たいものばかり食べたり飲んだりしていると菌に対する抵抗力が弱くなり，ますます発症しやすい状況になりますので気を付けましょう．

なお，細菌性食中毒に関わる菌類の多くは，私たちの生活圏内の至る所に潜んでいます．しかし，それを知らずに食品を摂取するわけですから，個々の細菌の性質（例えば発育至適温度，殺菌法など）を知っていても実生活の場で対処することは難しいでしょう．したがって限界はありますが，発症しないよう自ら守ることを身につけるべきです．そこで最後に食中毒の予防法をまとめておきます．

　① 　手洗い，うがいの励行（帰宅後，調理前，食事前に）．
　② 　手や指に傷があれば食材にさわらない．

表 8-1　細菌性食中毒を引き起こす細菌の種類とその特徴

主 な 細 菌		特　　徴
① サルモネラ		・菌そのものは熱に弱いので食品の加熱により死滅する． ・家畜，ペット（イヌ・ネコなど）からの感染もある． ・原因食品：食肉（牛，豚，鶏など），鶏卵，牛乳およびその加工食品など．
② 病原性大腸菌	1) 腸管組織侵入性大腸菌	・発症は主に小学生以上のヒト． ・ヒトからヒトへの二次感染もある．
	2) 腸管病原性大腸菌	・菌は自然界に広く分布しており，手，糞尿，ネズミなどを介して食品に付着する． ・発症は乳幼児に多い． ・原因食品：おにぎり，プリン，野菜サラダ，魚介類，給食弁当など．
	3) 腸管毒素原性大腸菌	・感染すると腸内で増殖し体内で毒素（エンテロトキシン）を産生する． ・熱帯地域に多い下痢の原因菌．特に東南アジア方面の海外旅行から帰国した下痢患者からの検出率が高いので「旅行者下痢症」ともいわれている． ・集団例多い
	4) 腸管出血性大腸菌	・この菌により発症した患者の便が出血性下痢の症状なのでこの名が付けられた． ・O 157 などには猛毒の「ベロ毒素」を産生する性質がある．この毒素は極微量で死に至る． ・家畜（特にウシ），感染者の糞便などによって汚染された食品や水の飲食による経口感染が多い．
③ 腸炎ビブリオ		・海水や海中の泥の中に潜み，魚介類に付着した菌が冷蔵庫やまな板などを通して他の食品を汚染し，その食品から食中毒を起こすこともある． ・この菌は加熱により死滅する． ・原因食品：イカ，タコ，貝類などの海産物，魚介類の生食（刺身，寿司，たたきなど）など．
④ ブドウ球菌		・ヒトや動物の皮膚やのどにも生息している細菌． ・食品の中で増殖し，毒素（エンテロトキシン）を産生する．この毒素を摂取することにより発症する．ブドウ球菌自体は加熱により死滅するが毒素は残存するので加熱食品でも発症する． ・10℃以下ではほとんど増殖しないので，低温貯蔵することが大切． ・原因食品：牛乳，手作り食品（おにぎり，弁当，サンドイッチなど）など．
⑤ カンピロバクター		・ヒトや家畜（ニワトリ，ウシ，ブタ）あるいはイヌ・ネコなどのペット，ネズミなどが保菌している． ・特にニワトリに多い． ・原因食品：生の鶏肉，サラダ，飲料水．
⑥ ボツリヌス菌		・食品中で増殖し，ボツリヌス毒素を産生する．これを摂取することにより発症する． ・この菌は長時間煮沸しても死滅しない．死亡率の高い食中毒． ・原因食品：瓶詰，缶詰，魚のくん製など．特に自家製のものに多い．
⑦ ウエルシュ菌		・この菌自体の存在で発症するが，増殖中に毒素（エンテロトキシン）を産生し，その摂取による発症． ・この菌は加熱後 54℃以下で増殖．学校給食など大量調理は好適な増殖環境になるため，集団食中毒の発生するケースが高い． ・原因食品：ウシ，ニワトリ，魚類に保菌率が高く，これらの調理食品，例えばコロッケや肉団子，魚のフライや煮魚など．
⑧ セレウス菌		・この菌は食べた残り物など，さまざまな食品に生息する． ・セレウス菌食中毒には嘔吐型と下痢型の 2 種あり，前者はセレウス菌が増殖するときに食品内に毒素を産生する性質がある． ・原因食品：〔嘔吐型〕：米・麦などの農作物を原料とする食品（チャーハン，スパゲティ，ピラフ，焼きそばなど） 　　　　　　〔下痢型〕：肉類，肉加工品，各種スープ類．

③　台所を清潔に（ゴキブリ，ハエなどの駆除，カビの除去など）．
④　調理器具類を清潔に（まな板は熱湯，食酢，洗剤などで殺菌，包丁はきれいに洗う．共に水滴を拭き取る）．
⑤　まな板は2枚用意（1枚は肉や魚など生物(なまもの)を扱う専用にする）．
⑥　ふきんの殺菌（煮沸消毒，洗剤使用，日光に当てるなど）．
⑦　食材（野菜，果物，魚介類など）は流水で洗浄する．
⑧　魚，肉，卵の加熱料理は十分に火を通す．
⑨　生で食べる食材（肉，魚，野菜，果物など）は新鮮なものを．
⑩　調理後は早めに食べる（室温でも細菌は増殖する）．
⑪　冷蔵庫の過信は禁物（冷蔵庫内でも生息している細菌がいる）．
⑫　保存後の食品は再加熱をしてから食べる．
⑬　残った食材や調理品は冷凍保存を（早めに食べる）．
⑭　ため水，井戸水などの生水に注意．

参 考 資 料

1) 村尾澤夫，藤井ミチ子，荒井基夫：くらしと微生物（改訂版），培風館 (1998)
2) 管理栄養士国家試験教科研究会編：食品衛生学（改訂版），第一出版 (1999)
3) 山中英明，藤井建夫，塩見一雄：食品衛生学，恒星社厚生閣 (1999)

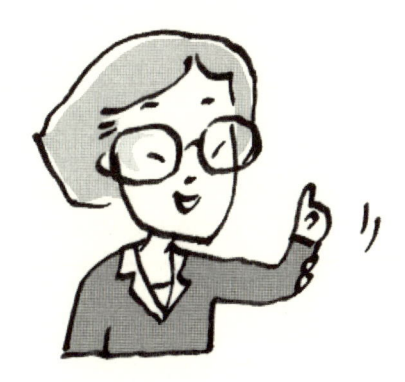

Q 35 食品の保存性を高める方法は？

食品が腐敗するということは，腐敗菌（細菌，酵母，カビなど）が食品に含まれる栄養成分や水分を栄養源として増殖し，食品を食べられない状態（不可食化）にしてしまうことです（Q 33）．したがって保存性を高めるには，食品中で腐敗菌が増殖できない環境をつくってやることです．しかし食品の劣化は腐敗菌によるだけではなく，油脂類のように自動酸化によって自然に品質が悪くなったり，冷凍というほとんどすべての微生物が生息し得ない環境の中でも，食品の冷凍変性（魚肉に含まれるたんぱく質の変性，冷凍やけ，変色など）による劣化などで，食品が不可食化していく現象があります．このように保存することによって食品本来のおいしさや栄養成分を損なってしまうのでは，保存の意味はありません．したがって，加工食品では賞味期限表示（Q 44）が義務づけられているのですが，これらの点を配慮した上で食品保存を工夫する必要があります．腐敗菌の増殖を防ぐ保存方法としては冷蔵・冷凍保存を始め，水分を減らすとか，濃厚な味付けにするなどが基本となります．食品を保存するということは，限られた資源を有効利用する意味においても大切なことです．では，いくつかの保存法を紹介しましょう．

1） 冷蔵・冷凍保存

冷凍冷蔵庫の普及により，この保存法はほとんどの家庭で行われています．しかし庫内に隙間があればどこでもかまわず食品を押し込んでいませんか．一般的な庫内温度と保存する食品例を表 8-2 にまとめました．ただし，メーカーによって庫内温度は多少異なりますので，自宅の冷凍冷蔵庫の説明書をよく見て入れ場所を整理しましょう．なおチルド食品，冷凍食品，その他の加工食品類はパッケージに保存方法，賞味期限（消費期限）が明記されていますのでその指示に従って下さい．

表 8-2 冷凍冷蔵庫の庫内温度と保存食品

室　名	庫内温度*1	主な保存食品
野　菜　室	5〜7℃	野菜，果物など
冷　蔵　室	3〜6℃	一般の食品，卵，牛乳，飲料など
チ ル ド 室*2	0〜1℃	練り製品，ヨーグルト イチゴ，トマト(完熟)，ホウレンソウ，アスパラガス
パーシャル室*3	−1〜−3℃	肉，魚，加工食品など
冷　凍　室	約−18℃	アイスクリーム，冷凍食品

＊1　ダイヤル調整により庫内温度は±2〜3℃の可変型になっているものもある．
＊2　チルド室：凍る直前の温度帯で，細胞を破壊せずに保存できる(食品の氷点は約−5℃．呈味物質の存在により0℃ではほとんど凍らない)．
＊3　パーシャル室：微凍結状態で保存するので，肉や魚のように多少凍ってもよい食品の保存に限る．

2) 乾燥させる（水分の除去）

　食品を乾燥させる目的は，食品中の自由水（Q 36）を除去し，腐敗菌が生育しにくい環境を作ることにより食品の腐敗を防ぐことにあります．すなわち，水分活性（Q 36）を下げることにより保存性を高めるということです．

　この保存方法は，天日干しや日陰干しなど，大量にとれた食材を保存するために昔から理屈抜きで実生活の中から生み出されたものです（自然乾燥）．今でも魚の干物や干しシイタケ，干柿などに利用されています．しかし乾燥技術が発達し，熱風乾燥，噴霧乾燥，減圧乾燥，凍結乾燥（フリーズドライ），真空凍結乾燥などの乾燥方法（人工乾燥）が生み出され，工業的に乾燥した食品（いわゆる乾燥食品）が多品種市販されるようになりました．例えば粉末もの（コーヒー，香辛料，香料，粉乳，ゼリー，みそ，しょうゆ，ジュース，スープなど），即席めん類，乾燥野菜などです．なお，乾燥食品は常温で保存できるという特徴がありますので重宝に使うことができます．

3) 砂糖やブドウ糖を利用する（糖蔵）

　砂糖は水に溶解しやすく，かつ食品中の水分と結合するため自由水が少なくなり，水分活性を低くするので，微生物が生育しにくい環境づくりに役立ちます（Q 36）．しかし，砂糖の飽和溶液（67.2％）の水分活性は0.85で，

微生物の増殖を抑制する水分活性値 0.80 より低くすることはできません．そこで砂糖の代わりに一部ブドウ糖に置き換えると水分活性をさらに下げることができます．微生物の生育を抑制する砂糖濃度は 70％以上ですが，ブドウ糖は 45～50％濃度で抑制します．野菜や果物の砂糖漬（フキ，ショウガ，レンコン，ナツミカン，アンズ，ブンタンなど），ジャム類，ようかん類，甘納豆などは，糖類を利用した保存食品です．

4) 塩漬にする（塩蔵）

食材（農産物，水産物，畜産物など）を食塩に漬けると浸透圧（Q 37）の影響で食材中の水分が引き出され，水分活性が低下し，微生物の生育を抑制します．ダイコンやハクサイの漬物，梅干し，塩ザケ，たらこ，ハム・ソーセージなどはこの塩蔵により保存性を高めているのです．一般に塩味の強い食品は保存性が高いのですが，細菌の中には，食塩の濃度に関係なく生育する好塩細菌があって，中には 20％以上の食塩濃度でも生育できるものもいますので過信は禁物です．塩蔵食品の例を表 8-3 に示します．

表 8-3 塩蔵食品の例

食品群	食 品 名〔（ ）内は食塩濃度（％）〕
漬 物	福神漬 (5.1)，キュウリぬかみそ漬 (5.3)，たかな漬 (5.8)，カブぬかみそ漬 (6.9)，ショウガ酢漬 (7.1)，ダイコンみそ漬 (11.2)，ザーサイ (13.7)，梅干し (22.1)
塩 辛	イナゴ (5.6)，アワビ (6.6)，カツオ (12.7)，アミ (19.8)
佃 煮	ハゼ (5.6)，ハマグリ (7.1)，削り節 (7.9)
調味料	ウスターソース (8.4)，辛口みそ (12.4～13.0)，しょうゆ (14.5～16.0)，豆板醬（トウバンジャン）(17.8)
その他	塩ザケ(1.8)，ウインナーソーセージ(1.9)，ロースハム(2.5)，かずのこ・乾 (3.6)，たらこ・生 (4.6)，イワシ丸干し (5.8)，しらす干し・半乾燥品(6.6)，イカくん製(6.1)，練りウニ(7.1)，アオノリ・素干し (8.6)

分析値：五訂日本食品標準成分表．

5) 食酢を利用する（酢漬）

腐敗菌の生育しやすい pH 値は細菌で 7 近く，酵母やカビは 5 付近です．

したがって，食品のpHを4.5以下にすると微生物の生育が抑制され，保存性を高めることができます．また食材を酢漬にする場合，酢以外に食塩（浸透圧の効果）や砂糖（結合水となる）などの調味料を使いますのでさらに保存効果が高くなります．酢漬の例としてはラッキョウやショウガなど野菜の酢漬，はりはり漬，魚介類の南蛮漬，乳酸発酵させたもの（サワークラウト，ピクルスなど）があります．

6) 加熱による殺菌

カレーでおなじみのレトルト食品．正しくいうならば「レトルトパウチ食品」と言って，耐熱性の複合フィルムの袋（パウチ）に調理済みの食品を入れ，密封シールし，高圧釜（レトルト）で加熱殺菌（110～150℃，10～30分）した食品です．カレー以外に調味料，米飯類など品種も豊富に出回っています．

また，超高温殺菌と言って130～150℃，1～数秒という短時間で完全に殺菌する方法もあります．これはLL牛乳（ロングライフミルク）の殺菌法として使われています．

7) 食品添加物の使用

加工食品の製造において保存性を高めるために必要不可欠なのが食品添加物（Q 38）です．保存料，防かび剤（または防ばい剤），酸化防止剤（または抗酸化剤）などが主に使用されています．

参 考 資 料

1) 村尾澤夫，藤井ミチ子，荒井基夫：くらしと微生物（改訂版），培風館（1998）
2) 山中英明，藤井建夫，塩見一雄：食品衛生学，恒星社厚生閣（1999）
3) 小川　正，的場輝佳編：食品加工学（改訂第2版），南光堂（2001）

Q 36　ジャムが日持ちするわけは？

　ジャムの栄養成分表を見ると，水分が50％弱，炭水化物（主に砂糖）が50％以上で，その他の成分は1％未満となっています．砂糖は水に大変溶けやすい性質を持っていて，その溶解度は冷水（5℃）で184g/100ml（65％），熱湯（100℃）で487g/100ml（83％）です（表8-4）．砂糖が水によく溶けるということは，別の見方をすれば砂糖は水を吸収する性質があるということです．この性質を一般に親水性とか脱水性などと言っています．

表8-4　砂糖の溶解度

水　　温（℃）	5	25	50	75	100
100gの水に溶ける砂糖の量（g）	184	206	258	346	487
濃　　度（％）	65	67	72	78	83

　食品中に含まれる水（H_2O）の存在状態には2通りあって，食品組織の中で自由に動くことのできる「自由水」と，たんぱく質や炭水化物などの成分組成と化学的に結合している「結合水」とがあります．結合水はあまり自由に動けない状態で，この状態を水和と言います．

　2つの食品が同じ水分量であっても，含まれる水分の状態によってその性質は異なります．微生物は自由水の中で増殖しますので，自由水の多い食品は腐敗しやすくなります．逆に結合水の中では増殖しにくく，結合水の多い食品は保存性が高いといえます．砂糖を多く含む食品は，含有する水分が砂糖と結合したいわゆる結合水の状態になるので保存性がよいのです．このようなことから，砂糖は防腐作用があるといわれます．

　自由水の多い食品（例えば野菜）は乾燥することによって簡単に水分を取り除き（蒸発させる），保存性を高めることができます（例えば干物，乾燥食

品など).しかし,結合水の状態で存在する水はそう簡単に除去することはできません.

食品の水分と保存性との関係を表わす値として水分活性 A_w (water activity) が用いられます.密閉容器に食品を入れ放置しておくと,その空間の湿度は平衡状態となり一定の値(食品の種類により異なる)を示すようになります.この状態になったときの容器内の相対湿度(RH,単位は%)の1/100が食品の A_w に相当します.例えば湿度が98%のとき $A_w=0.98$ となりま

表8-5 食品の水分含量と水分活性

	A_w	食　　品	水　分(%)
腐敗しやすい	0.9以上	野　菜 魚介類 かまぼこ 卵 ハ　ム 食肉類 ソーセージ チーズ パ　ン	約90 85〜70 73〜70 76 75〜63 70以上 60〜50 53〜35 約35
↕	0.9〜0.8	塩ザケ(食塩11.3%) サラミソーセージ 穀類,豆類 長期熟成チーズ	60 — — —
腐敗しにくい	0.8〜0.6	ゼリー しょうゆ 塩辛(イカ) み　そ マーマレード 佃　煮 魚の干物 ジャム(砂糖66%)	87〜76 70〜67 64 50〜40 36 35〜23 — 約30
	0.6〜0.5	煮干し(カタクチイワシ) 乾めん 香辛料 キャラメル	16 12 10 8
	0.5〜0.3	ビスケット,ラスク 乾パン	5〜3 5〜3
	0.2	乾燥野菜 コーンフレーク	5 5

す．したがって，自由水の多い食品はA_wが大きく，結合水の多い食品はA_wが小さくなるということです．水は$A_w=1$，水分を全く含まない食品は$A_w=0$となります．食品の腐敗は腐敗菌（細菌，酵母，カビなど）の増殖によるものですが（Q 33），細菌はA_wが0.90以下，酵母は0.88以下，カビは0.80以下では生育できません．A_wが0.60以下になると，ほとんどすべての微生物の生育が抑えられます．食品のA_w値を表8-5に示します．この表を見ても明らかなように，水分が少なくてもA_w値が高いもの（例えばチーズ，パンなど），逆に水分が多くてもA_w値が低いもの（例えばゼリー，しょうゆなど）があります．

　食品に砂糖を加えるということは，食品中の水に砂糖が溶け，結合水となってA_wを下げるので保存性が高くなるわけです．砂糖をたっぷり使ったようかん，あん，野菜の砂糖漬，シロップ漬などはこの原理を応用したもので，一般に糖蔵と言います．A_wを下げる効果があるのは砂糖だけでなく，食塩にもその効果があります．塩ザケ，たらこ，ハム，梅干しなどは塩蔵によってA_w値を下げ，保存性を高めているのです（Q 35）．

　なお，砂糖を50%以上使用すると微生物の増殖が抑制され，65〜70%以上になるとほとんど増殖できない環境となります．しかし，最近では甘味（糖度）を抑えたジャムが出回っていますので過信は禁物です．賞味期限や保存方法などの表示をよく見て注意しましょう．

参考資料

1) 福場博保監修：砂糖の科学，㈶科学技術教育協会編（1984）
2) 村山篤子，茂木美智子：最新調理科学，建帛社（1990）
3) 山中英明，藤井建夫，塩見一雄：食品衛生学，恒星社厚生閣（1999）
4) 森田潤司，成田宏史編：食品学総論，化学同人（1999）
5) 小川　正，的場輝佳編：食品加工学（改訂第2版），南光堂（2001）

Q 37　野菜に塩をふると「しんなり」するわけは？

　野菜は無数の細胞が集まって出来ており，90％以上が水分です．漬物に食塩は不可欠ですが，その理由は，食塩が野菜の細胞内にある水分を引き出し，野菜をしんなりさせる性質をもっているからです．食塩が野菜の水分を引き出して溶けだし，漬樽(つけだる)の中の食塩濃度が均一な状態になると，これ以上の変化は起きず平衡状態になります．この時点で「水が揚がった」と言います．きゅうりもみなど刻んだ野菜に塩をふりかけ，しばらくすると水が出てきますが，これも白菜漬と同じ現象なのです．では，このような現象がなぜ起こるか説明しましょう．

　濃度の異なる２つの水溶液（例えば野菜の細胞内液と高濃度食塩溶液）を半透膜〔溶媒分子（例えば水）は通すが溶質分子（例えば食塩）は通さない膜〕で隔てておくと，その膜を通して水だけが濃度の低い方から高い方へと移動します．この現象を浸透といい，浸透を起こさせる力を浸透圧といいます（図8-4）．野菜の細胞膜は１種の半透性の膜（半透膜）で，食塩水の浸透圧によ

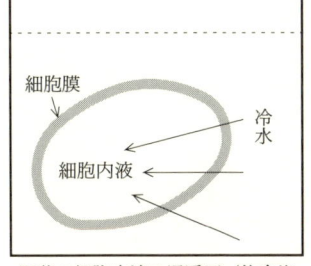

野菜の細胞内液の浸透圧（約食塩0.85％溶液の浸透圧に近い）は冷水より大きいので，冷水が細胞内に入り込み，細胞は張りがでてきいきとしてくる．

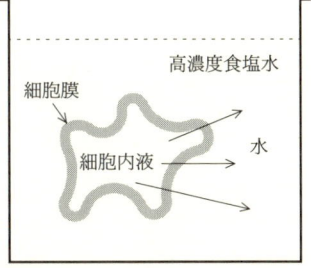

高濃度食塩水の浸透圧は細胞内液の浸透圧より大きいので，細胞内液の水が細胞膜外にでてしまうため野菜はしぼんでしまう．

図8-4　生野菜における浸透の模型図

って細胞内の水分が引き出され，野菜はしんなりし，細胞は死滅します．その結果，半透性の膜が透過性の膜に変わり，2つの溶液の出入りが容易になり，同時に均一の食塩濃度になります．一般に野菜の細胞内液の浸透圧は4〜8気圧です．これに対して食塩水は1％溶液で約6気圧，2％で15気圧，10％溶液で70気圧を示します．したがって野菜の水分を引き出し，しんなりさせるには食塩を2％以上使うことが必要になります．

　サラダに使う生野菜は洗浄後，冷水に漬けておくとぱりっとしておいしくなります．これは野菜の細胞内液の方が水より濃度が高いので，漬物の場合とは逆に野菜が冷水を吸収する形となります．その圧力で細胞がふくらみ，しぼみかけていた野菜がいきいきとし，歯切れが良くなるのです．これも浸透圧の働きによるものです．

　このように食塩水は強い浸透圧を持っているので，食塩を使って食品の水分活性（Q36）を低くし，保存性を高めることができるのです．塩蔵食品の食塩濃度を表8-6に示します．

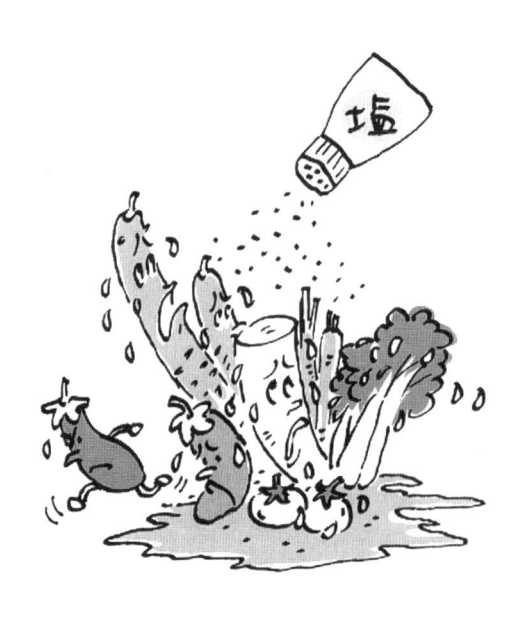

表 8-6 塩蔵食品の食塩含有量

分 類	食塩濃度	食 品 名
魚 類	10〜22%	すきみダラ, ニシン, クラゲ, サンマ, ホッケ など
	5〜8%	新巻サケ, 塩ザケ, 塩ダラ, 塩マス, 塩イワシ など
魚 卵	7〜18%	いくら, キャビア, 塩かずのこ, すじこ, たらこ など
塩 辛	10〜15%	イカ, ウニ, カツオ, ウルメ, このわた, めふん など
野 菜	10〜21%	梅干し, ザーサイ, みそ漬 など
	4〜8%	しなちく, 福神漬, しば漬, たくあん, 奈良漬, たかな漬, ピクルス, キムチ など
佃 煮	5〜10%	アサリ, コンブ, ノリ, ハゼ, ハマグリ, フナの甘露煮 など

〔小川・的場編『食品加工学』（改訂第 2 版），南光堂（2001）〕

　なお，食塩は 5 ％で微生物の生育を抑制し，15〜20％では増殖しません．したがって塩蔵品の食塩濃度はこの範囲に含まれます．しかし，最近では減塩商品も多いので，商品パッケージをよく見て利用しましょう．

参 考 資 料

1) 倉田忠男，松本信二編：食品加工学，朝倉書店（1997）
2) 池田ひろ，木戸詔子編：調理学，化学同人（2000）
3) 小川　正，的場輝佳編：食品加工学（改訂第 2 版），南光堂（2001）

9. 食品添加物など

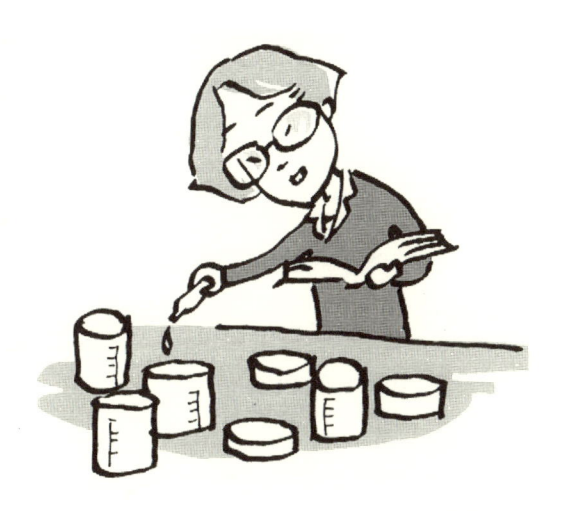

Q 38　食品添加物ってどんなもの？

　食品添加物は，食品衛生法で「食品の製造過程において又は食品の加工若しくは保存の目的で，食品に添加，混和，浸潤その他の方法によって使用する物をいう」と定義されています．

　食品添加物の歴史は古く，紀元前数千年から始まっているといわれ，昔から人々は梅干しにシソで赤い色をつけるなど，植物の葉や花などを使って食品に色や香りをつけ，食品の保存や加工に様々な工夫をこらしてきました．

　このように食品を製造または加工するときに使い，調味料や保存料，着色料などの役割を果たすものを食品添加物と言います．時代が進むにつれて，食品の製造方法，保存技術が進歩し，さらに食品流通機構も発達してきました．私たちの日常の食生活でも加工食品が広く使われるようになり，食品添加物も食品の加工の上で不可欠なものとして活躍しています．それでは食品添加物には，どのようなものがあるのでしょうか．

1）　食品衛生上の分類

　食品衛生法の上では，次の4種類に分類されています（図9-1）．

```
                 ┌─ 指定添加物（340品目）─────── 厚生大臣が指定した添加物
                 │                              （天然添加物も含む）
食品添加物 ──────┼─ 既存添加物（489品目）─┐
                 ├─ 天然香料（612品目）   ├─ 天然添加物
                 └─ 一般飲食物添加物（72品目）
```

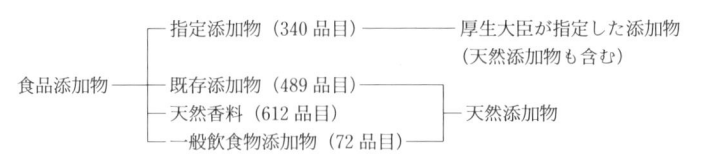

図 9-1　食品衛生法における食品添加物の分類（平成14年8月1日現在）

(1)　指定添加物

　安全性と有効性が確認されて厚生労働大臣により指定されているもので，ソルビン酸，乳酸カルシウムやキシリトールなどがあります．平成7年まで

は，食品添加物は「化学的合成品の添加物」と「化学的合成品以外の添加物（天然添加物）」に分類されていました．「化学的合成品の添加物」は指定制であるのに対し，「天然添加物」は報告制で自由に使うことができましたが，平成7年の法改正により合成添加物，天然添加物にかかわらず指定制になり，いずれも厚生労働大臣の許可が必要になりました．食品添加物として指定されるには，安全性・有効性が確認されていることが求められ，定められた調査会で評価・審査されます．

平成14年8月1日現在，指定されている食品添加物は，340品目です．

(2) 既存添加物

平成7年の法改正の際に，食経験のある食品などの原料から作られ長年使用されてきた天然添加物は，その使用実績を厚生労働大臣が認め品目が確定しました．レシチンやクチナシ色素など489品目あります．

(3) 天然香料

動植物から得られ，食品の着香の目的で使用されるものです．レモン香料，バニラ香料などがあります．レモンから作られたレモン香料の原料「レモン」のように「天然香料」の起源物質がリスト化されています．

(4) 一般飲食物添加物

「一般に食品として飲食に供されている物であって添加物として使用される物」であり，食品として日常食べられているものが添加物としても使用されるものです．例えば，ブドウ果汁は清涼飲料の着色料としても使用され，またイチゴジュースは，まんじゅうなどの着色にも使用されます．

2) 役割による分類

では，食品添加物が加工食品に対してどのような役割を果たしているか，役割別に見てみましょう．大きくは次の4つに分類されています．

表9-1 食品添加物の用途および食品添加物の例

1. 製造や加工に必要な食品添加物

用途	目的・効果	指定添加物（例）	既存添加物（例）	天然香料（例）	一般飲食物添加物（例）
豆腐用凝固剤	豆乳を固める	塩化マグネシウム	粗製海水塩化マグネシウム		
かんすい	中華めんの食感，風味を出す	炭酸カリウム			
消泡剤	食品の製造中に出る泡を消す	シリコーン樹脂 グリセリン脂肪酸エステル			
pH調整剤	食品の酸度を調節し品質をよくする	クエン酸 フマル酸	イタコン酸		
油脂抽出溶剤	大豆やナタネから油を抽出するのに使う	ヘキサン			
結着剤	すり身などの粘着性をよくする	ピロリン酸ナトリウム ポリリン酸ナトリウム			
イーストフード	パンのイーストの発酵を促す	リン酸三カルシウム 炭酸アンモニウム			

2. 食品の保存性を高め，食中毒を予防する食品添加物

用途	目的・効果	指定添加物（例）	既存添加物（例）	天然香料（例）	一般飲食物添加物（例）
保存料	カビや細菌などの発育を抑制し食品の保存性をよくする	ソルビン酸	しらこたん白抽出物		
酸化防止剤	油脂などの酸化を防ぐ	ビタミンC	ミックストコフェロール		
防かび剤（防ばい剤）	かんきつ類のカビの発生を防止する	オルトフェニルフェノール（OPP） ジフェニルチアベンダゾール（TBZ）			

（つづく）

3. 食品の嗜好性や品質を向上させる食品添加物

用途		目的・効果	指定添加物（例）	既存添加物（例）	天然香料（例）	一般飲食物添加物（例）
色	着色料	食品を着色し、色調を調整する	β-カロテン 食用黄色4号	ニンジンカロテン クチナシ黄色素		ブドウ果汁
	発色剤	ハム・ソーセージの色調・風味を改善	亜硝酸ナトリウム 硝酸カリウム			
	漂白剤	食品を白くする	亜塩素酸ナトリウム 次亜硫酸ナトリウム			
香	香料	食品に香りを付ける	バニリン		オレンジ香料	
	香辛料抽出物	食品の食欲を増し、おいしさを高める ・香味を特徴とするもの ・辛味を特徴とするもの		原料（シナモン） 原料（コショウ, トウガラシ）		
味	甘味料	食品に甘味を与える	アスパルテーム	カンゾウ抽出物		アマチャ抽出物
	酸味料	食品に酸味を与える	クエン酸			
	調味料	食品にうま味などを与える	グルタミン酸ナトリウム イノシン酸ナトリウム			クロレラ抽出液
	苦味料	食品に苦味を付ける		カフェイン抽出物		ヨモギ抽出物
食感	乳化剤	水と油を均一に混ぜ合わせる	グリセリン脂肪酸エステル ショ糖エステル	レシチン		
	増粘剤・安定剤・ゲル化剤・糊料	食品になめらかな感じや粘り気を与える	カルボキシメチルセルロースナトリウム(CMC) アルギン酸ナトリウム	カラギーナン ペクチン		レンネット
	膨張剤	まんじゅう、蒸しパンなどをふっくらと膨張させる	炭酸水素ナトリウム 焼ミョウバン			
	ガムベース	チューインガムの基材	エステルガム ポリイソブチレン	チクル		

（つづく）

4. 食品の栄養成分を補充・強化する食品添加物

用途	目的・効果	指定添加物（例）	既存添加物（例）	天然香料（例）	一般飲食物添加物（例）
栄養強化剤	食品の栄養成分を補充，強化する ・ビタミン類 ・ミネラル類 ・アミノ酸類	ビタミンC 乳酸カルシウム L-メチオニン	抽出ビタミンE 焼成カルシウム L-シスチン		

(1) 食品の製造や加工に必要なもの

豆腐を作る際の「にがり」（豆腐用凝固剤），ラーメンを作る際の「かんすい」や，食品中の水と油をなじませて分離しないようにする乳化剤などがあります．また，食品を製造するときに出る泡を消す消泡剤も，この分類に入ります．

(2) 食品の保存性を高め，食中毒を予防するもの

栄養価が高く水分も高い加工食品は，適当な温度などの条件が揃うと，微生物により腐敗して食中毒の原因になることがあります．微生物の発育を防ぎ食品の保存性を高めるために使うものが保存料ですが，ソルビン酸などはこの用途に使われます．

(3) 食品の嗜好性や品質を向上させるもの

食品に色や香りを付ける着色料や香料，もともと着いている色を抜いて白くするために使う漂白剤，うま味を増す調味料，酸っぱい味をつける酸味料などがあります．

食品の品質を向上させるものでは，肉からハムやソーセージを作るとき，肉同士の結着性を高めるために加えるリン酸塩などがあります．また，乳化剤や増粘剤・安定剤・ゲル化剤・糊料などがあります．

(4) 食品の栄養成分を補充・強化するもの

食品の加工の過程で失われた栄養成分をもとの状態に戻したり，強化したりするために使われるもので，ビタミン，ミネラルやアミノ酸などがありま

す．

　役割ごと，用途ごとに，食品添加物の例を挙げると表9-1のようになります．実際の食品添加物の表示の例は，Q 45にポークソーセージの原材料表示を掲げました．
　なお，「指定添加物」を成分や由来から見てみると，グルタミン酸などのアミノ酸，ビタミンAなどのビタミン類，クエン酸やリンゴ酸などのように天然に常在するものが約1/3を占め，全く新しく合成された化合物は約1割にすぎません．

参 考 資 料
1) 日本食品添加物協会：新訂版 よくわかる暮しのなかの食品添加物，光生館（2000）．
2) 食品衛生研究会：平成15年版 食品衛生小六法，新日本法規（2002）

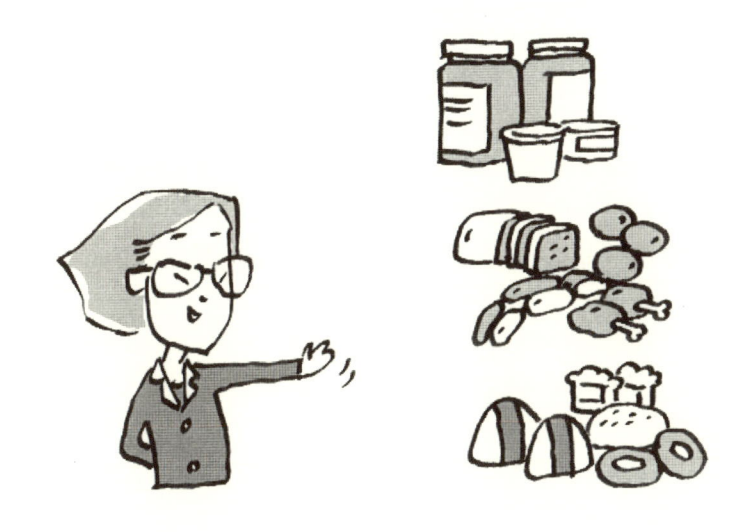

Q 39　食品添加物の健康に対する影響は？

　食品添加物は，古くから私たちの日常の食生活で大事な役割を果たしています（Q 38）．しかし，必要で大事な効果をもっていても，安全性が確認されていなければ，私たちは安心して食品添加物を使用した食品を食べることができません．では，安全性に関する考え方・確認はどのように行われているのでしょうか．

　使用される食品添加物は安全性と有用性を確認して，厚生労働大臣が有用で安全であると認め，指定した食品添加物でなければならないと食品衛生法で定められています．この「指定添加物」は，厚生労働大臣の諮問機関である食品衛生調査会（約40名の学識経験者で構成されています）がその安全性と有用性を審議し厚生労働大臣に答申したうえで，「人の健康を損なうおそれのないもの」として厚生労働大臣が指定するものです．

　平成7年の法改正により，それまでは食品添加物の内，合成添加物は指定制，天然添加物は報告制により使用されていましたが，合成添加物，天然添加物にかかわらずいずれも指定制になり，厚生労働大臣の許可が必要になりました（Q 38）．

　厚生労働省では，食品添加物として指定される要件を下記のように定めています．
　(1)　安全性が実証または確認されるもの
　(2)　使用により消費者に利点を与えるもの
　　①　食品の製造，加工に必要不可欠なもの
　　②　食品の栄養価を維持させるもの
　　③　腐敗，変質，その他の化学変化などを防ぐもの
　　④　食品を美化し，魅力を増すもの
　　⑤　その他，消費者に利点を与えるもの

(3) すでに指定されているものと比較して，同等以上か別の効果を発揮するもの

(4) 原則として科学分析などにより，その添加を確認し得るもの

つまり食品添加物はいろいろの役割を持っていますが（Q 38），その役割が消費者に利点を与えるものであること（有用性），同時に安全であること（安全性）が実証または確認されるものであることが要求されています．では，食品添加物が安全かどうかを確認するための科学的データはどのようにして得られるのでしょうか．

例えば，ある1つの物質を動物実験により一度に多くの量を食べさせてその影響を見たり，これなら安全という量を調べたり，ガンになったりしないか，次の世代の子供たちに影響がないか，など11の標準となる試験方法が定められています．これらの科学的なデータの評価を食品衛生調査会が行うのです．

また安全性を確保するために，食品ごとに安全上の余裕を十分に設けて使用してもよい量が決められています．ヒトがその食品添加物を一生涯毎日食べ続けても安全な量を，1日許容摂取量：ADI（Acceptable Daily Intake）と言います．この量は，国際的な機関が無害と確認した量（無毒性量）を，さらに通常1/100にした量としています．実際に食品に使う食品添加物の量は，さらにこの量よりずっと少なくなるように法律で定められています．

このように，私たちのまわりの加工食品に使用されている食品添加物は，それぞれ安全性が科学的に証明されたものを使用するようになっていますので，厚生労働大臣が認めた食品添加物を，定められた範囲内で使用している限り健康上の影響はありません．また，その加工食品にどんな食品添加物が使われているかは，表示によって知ることができます（Q 45）．

参 考 資 料

1) 日本食品添加物協会：新訂版 よくわかる暮しのなかの食品添加物，光生館（2000）．
2) 食品衛生研究会：平成15年版 食品衛生小六法，新日本法規（2002）

Q 40　遺伝子組換え食品ってどういうもの？

　遺伝子組換え食品とは，遺伝子組換え技術を利用して作った大豆やトウモロコシなどの農産物（遺伝子組換え農産物）やこれらを原材料とした加工食品のことです．
　では，遺伝子組換え技術とはどのような技術なのでしょうか．親のもつ遺伝情報が子に伝達されることを遺伝と言いますが，どのような物質をどのくらいつくればよいかの情報を記憶し，命令しているのが遺伝子です．遺伝子は，このように遺伝情報を伝える化合物で，細胞の核内に遺伝子の束（染色体）として存在し，DNA（デオキシリボ核酸）という物質で出来ています．遺伝子は，数億，数十億ともいわれる多くの種類があり，それぞれいろいろな情報をもっていますが，ある生物の有用な遺伝子を細胞から取り出して，他の生物の細胞に入れることにより，その生物に新しい有用な性質を与える技術のことを遺伝子組換え技術と言います．すなわち，食品として用いられている植物（農産物）などの性質，機能を上手に利用するために，他の生物から有用な性質を付け加える遺伝子を取り出し，その植物（農産物）などに組み込む技術です．遺伝の仕組みは，すべての生物に共通であるため，このようにある生物の有用な遺伝子を細胞から取り出して他の生物の細胞に入れることにより，農産物の改良を行うことができます．
　従来行われてきた品種改良も，遺伝子を組換えることにより有用な性質をもつ品種をつくってきたものです．では，新しい遺伝子組換え技術とは，どこが異なるのでしょう．従来の品種改良では，交配や育種をしていく過程で生じる遺伝子の組換えや自然に発生する突然変異を利用するため，すべての遺伝子が組換えの対象となりますが，新しい遺伝子組換え技術は，目的とする遺伝子だけを組換えるものです．このため，新しい遺伝子組換え技術の優れている点として，

① 目的とする有用な性質のみを作物に付け加えることができる
② 従来,交配が難しかった作物の間でも,有用な性質のみを付け加えることができるので,農産物などの改良範囲が広がる
③ 従来の品種改良法に比べ何世代もの交配を待つ必要がないので作物の育種期間が短縮され,従来は,交配し,選抜し,育種していくのに10年以上かかるといわれていたものが半分くらいの期間で新しい品種ができる

などが挙げられています.

　遺伝の仕組みについてですが,1953年ワトソンとクリックによりDNAという物質が二重らせん構造をしていることが解明され,遺伝の仕組みが分かってきました.生物の体は細胞から出来ていて細胞の中には核があります.前にも述べたように,この核の中に染色体があり,この染色体は遺伝子の束で,DNAで出来ています.DNAは,糖とリン酸と塩基が結合したヌクレオチドという物質が多数つながったもので長い鎖のようになっており,長い鎖2本が,らせん状に巻いた構造をしています.DNAの構成成分である塩基には4種類(アデニン,チミン,シトシン,グアニン)あり,これらの塩基の並び方,すなわちこれらの塩基の位置の違いによって,生物の体を構成するアミノ酸の並び方が異なってきます.このようにアミノ酸の並び方が異なってくるということは,異なるたんぱく質がつくられることであり,それぞれのたんぱく質は異なる性質をもつことになるわけです.

　遺伝子組換え食品の安全性については,遺伝子組換え技術とその技術を応用した農産物・食品について,消費者の中には不安を感じている人もいます.これには,この技術が登場してから日が浅い,自然と考えているものについて人為的操作が行われることへの倫理的抵抗感がある,予想もしないような事態が発生するのではないかという不安がある,などが考えられます.

　遺伝子組換え食品の安全性は,私たちが長年食べてきた食品と,遺伝子組換え技術を応用した農産物・食品を比較して,遺伝子組換え食品が実質的に同等で安全であるという考え方をベースに,審査,確認が行われています.従来は開発者または供給者の任意で行われていましたが,平成13年4月1日から,下記の手順によって厚生労働省により安全性が審査されていない遺

伝子組換え食品は，輸入や販売が禁止されました．

① 開発者または供給者は，農産物に導入された遺伝子がつくり出すたんぱく質について，加熱による変化，アレルギー誘発性の有無，毒性などを調べます．さらに，従来の農産物に比べ，構成成分に変化がないか，新たな有害物質を産生していないか，などについて調べます．
② 開発者または供給者は，これらの試験結果を厚生労働省に提出します．
③ 厚生労働省は，遺伝子組換え農産物の食品としての安全性の審査を，厚生労働省の定めた食品の安全性評価指針に基づいて行います．
④ 問題がなければ食品としての安全性が確認されて，その農産物を販売できることになります．

このようにして食品としての安全性が確認されている遺伝子組換え農産物は，平成13年10月現在，大豆，トウモロコシ，バレイショ，ナタネ，ワタ（綿実），トマトやテンサイなど7作物，39品種です．これらの農産物のうち，トマトおよびテンサイは，現在，日本では生産，販売されていません．他の大豆，トウモロコシ，バレイショ，ナタネやワタ（綿実）などについては，アメリカやカナダなどの企業からの安全性の確認の申請があり，安全性を確認した結果，これらの国から農産物が輸入されています．

このように，輸入したものであっても，すべて国内で安全性が確認されています．

参 考 資 料

1) 日野明寛編著：ぜひ知っておきたい遺伝子組換え農作物，幸書房（1999）
2) 日本国際生命科学協会（ILSI JAPAN）：遺伝子組換え食品Q＆A（1999）
3) ㈶食品産業センター：くらしと遺伝子組換え食品（2000）
4) 牛尾光宏：「遺伝子組換え食品の今後の動向について」，食品衛生研究，**51**(9), 7-21 (2001)
5) 食品衛生研究会：平成15年版 食品衛生小六法，新日本法規（2002）

10. 食品の表示

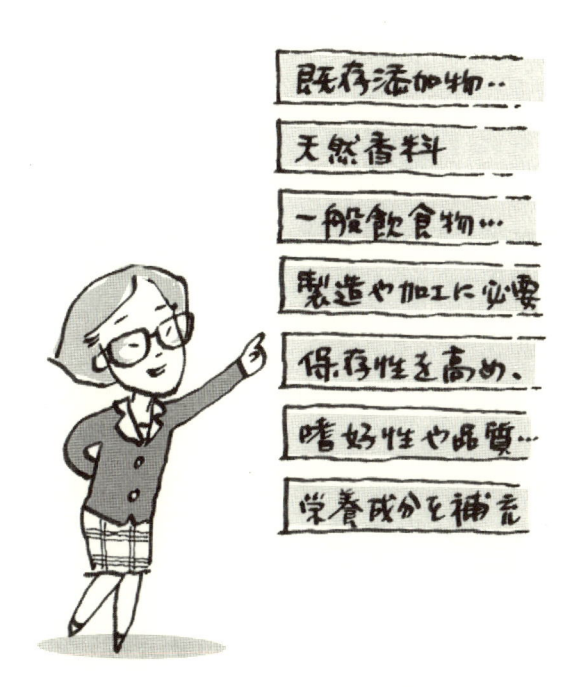

Q 41 食品の表示の制度にはどんなものがあるの？

　食品は外観からはその品質や内容を識別することができません．そこで消費者が食品を購入する際に，食品に関する情報を得られるように，法律などによって表示が義務づけられたり，一定の規制がされています．食品の表示に関する制度には，法律によるもの，通達〔地域食品認証制度（ミニJAS），地域推奨品表示適正化認証制度など〕によるもの，および地方自治体が条例などに基づいて定めているものなどがあり複雑ですが，主な法律に下記のものがあります．

　① 安全性の確保を目的とするもの……食品衛生法
　② 品質表示の適正化を目的とするもの……農林物資の規格化及び品質表示の適正化に関する法律（JAS法）
　③ 不当表示を規制するもの……不当景品類及び不当表示防止法（景表法）
　④ 健康および体力の維持向上を目的とするもの……栄養改善法
　⑤ 適正な計量の実施を目的とするもの……計量法

　これらの法律は互いに補完しあってはいますが，表示を行う際は，その商品に適用されるすべての法律を満足していなければなりません．

1) 食品衛生法

　厚生労働省が制定した法律で，「飲食に起因する衛生上の危害の発生を防止し，公衆衛生の向上及び増進に寄与する」ことを目的としたものです．

　厚生労働省は，公衆衛生の見地から食品，添加物について表示の基準を定めており，その基準に合う表示をしていなければ販売や店頭への陳列ができないことになっています．

　義務づけられている主な表示項目は表10-1のとおりですが，そのほかに，

食品の種類によってpHや生食(なましょく)用であるかどうかの区別など，個別に定められています．

表10-1 食品の表示制度と主要表示事項

法律	JAS法		食品衛生法	栄養改善法	計量法
所管官庁	農林水産省		厚生労働省	厚生労働省	経済産業省
内容 ／ 対象食品	加工食品	生鮮食品	食品・添加物	特別用途食品	容器入り又は包装食品
名称	○	○	○	○	
原材料	○		(缶詰)	○	
原産地	○	○			
添加物	○		○		
内容量	○				○
賞味期限，品質保持期限，消費期限 等	○		○	○	
保存方法	○		○	○	
製造者等氏名・住所	○	○	○	○	○
許可を受けた理由				○	
許可を受けた表示内容				○	
成分分析表・熱量				○	
摂取方法				○	
許可証票				○	

平成13年3月，規則が一部改正され，アレルギー物質を含む食品について，それを含むということを表示することが義務づけられ，平成13年4月1日施行されました．アレルギーを引き起こすことが明らかになった原材料は表示義務があり，症例数が多い，または症例が重篤(じゅうとく)であるものが，「特定原材料」として5品目（卵，乳，小麦，そば，落花生）設定されています．症例数が少ないものは，「特定原材料に準ずるもの」として，表示が推奨されており，アワビ，イカなど19品目が設定されています．

また，JAS法と同じく遺伝子組換え食品に関する表示についても基準が制定され，平成13年4月1日から義務づけられました（Q 43）．

2) 農林物資の規格化及び品質表示の適正化に関する法律

農林水産省が制定した法律で，「一般消費者の選択に資し，もって公共の

福祉の増進に寄与する」のが目的です．平成11年7月，食品の表示に関する制度を含めJAS法の大幅な改正が行われ，平成12年6月施行されました（Q 42）．

JAS法の対象となる農林物資は，
① 飲食料品及び油脂
② 農産物，林産物，畜産物及び水産物並びにこれらを原料又は材料として製造し，又は加工した物資であって，政令で定めるもの

となっています．

JAS法には，JAS規格制度と品質表示基準制度の2つの制度があります．
JAS規格制度は，適正な規格が必要と認められる農林物資の種類を指定して日本農林規格（JAS）を制定し，この規格による格付検査に合格した製品にJASマーク（Q 51）を付けることができる制度で，このマークを付けるかどうかはメーカーなどの任意となっています．JASの格付とは，JASの定める方法で検査し，JAS規格に合格していることを確認することを言います．

品質表示基準制度は，品質表示基準に従った表示を製造業者または販売業者に義務づけるものです（Q 42）．品質表示基準は，農林物資のうち飲食料品の品質に関する表示についての基準を，消費者が選択する際の一助とするために定めたものです．

また，遺伝子組換え食品に関する表示基準も制定されました（Q 43）．

3) 不当景品類及び不当表示防止法

企業間の価格と品質による競争を維持し，消費者が良質な商品を適正な価格で選択することができるように定められたもので，虚偽や誇大な不当表示を禁止しています．

不当表示には，次の表示があります．

(1) 内容についての優良誤認表示
品質，規格やその他の内容について，
① 実際のものと比較して優良と誤認される場合

② 競争事業者のものと比較して優良であると誤認される場合があります．

例えば，健康食品などで実際には痩身（そうしん）効果がないにもかかわらず，「○○日で○○kgやせる」とチラシなどで表示した場合などが挙げられます．

(2) 取引条件についての有利誤認表示

商品やその取引条件（価格や景品類など）などについて，実際のもの，またはその競争事業者のものよりも取引の相手に有利であると消費者に誤認させるような場合です．

(3) 公正取引委員会が消費者に誤認されるおそれがあるとして指定している表示

例えば，原材料に果汁または果肉が使用されていない清涼飲料水などに，果実の名称を用いた商品名を表示している場合や，果実の絵を表示したりした場合は不当表示になります．この場合，「無果汁」と記載するなど，果汁が入っていないことを明確に表示しなければなりません．

4) 公正競争規約制度

公正競争規約は景表法によって制定されている制度で，不当表示などを行わないよう，事業者間で約束しているものです．公正取引委員会の認定を受けて，事業者または事業者団体が，景品類または表示に関する事項について自主的に決定するルールで，表示の基準や等級の表示基準を定めたものなどがあり，規約に従って適正な表示をしていると認められるものに表示する公正マーク（Q 51）があります．

5) 栄養改善法

栄養改善法は，「国民の栄養を改善する方途を講じて国民の健康及び体力の維持向上を図る」ことを目的として厚生労働省により制定されたものです．

栄養改善法には，特別用途食品が規定されており，病者用食品，妊産婦用

粉乳，乳児用調製粉乳，高齢者用食品，および特定保健用食品（Q 31）があります．特別用途食品は，「食品に本来含まれている栄養成分を増減して，健康上特別な状態にある人の発育または健康の保持もしくは回復の用に供されることを目的とした食品」と定義され，上に述べた乳児用，妊産婦用，病者用などの特別の用途に適するという表示をした場合，また特定保健用食品では，保健の目的が期待できるという表示をした場合には，厚生労働大臣による許可が必要であることなどが規定されています．

また，加工食品などに，栄養成分または熱量に関する表示をする場合に適用される栄養表示基準制度（Q 46）も定められています．

6) 計 量 法

計量法は，計量の基準を定め適正な計量の実施を確保することを目的として，経済産業省が定めた法律です．食品に内容量の表示をしますが，これが該当します．

食品，野菜，魚介類などの政令で指定する商品（特定商品）については，一定の誤差（量目公差）の範囲内での計量が義務づけられています．また，特定商品のうち，一定の商品については密封して販売するときは，正味量と充填した者の住所，氏名または名称の表記を義務づけています．

表示に関する法律は複雑で，消費者に分かりにくくなっていますが，最近農林水産省と厚生労働省では，JAS 法と食品衛生法で定められている消費期限などの定義（Q 44）や，表示に使う文字の大きさなど，食品の表示規則などを統一してより分かりやすくしようという動きがあります．

参 考 資 料
1) 農林水産省総合食料局品質課：一目でわかる改正 JAS 法，平成 13 年改訂版，国政情報センター出版局（2001）
2) 食品衛生研究会：平成 15 年版 食品衛生小六法，新日本法規（2002）
3) 不当景品類及び不当表示防止法

Q 42 JAS法の食品表示の改正点は？

　食品の表示に関する制度の1つであるJAS法（農林物資の規格化及び品質表示の適正化に関する法律）は，平成11年7月，食品の表示に関する制度を含め，大幅な改正が行われ，平成12年6月施行されました（Q 41）．

1) 改正JAS法のポイント
① 食品表示の充実強化
　JAS法は，近年食品の消費形態が多様化し，また食品の味や鮮度，安全性に関する消費者の関心が高まってきたことなどから，一般消費者向けのすべての飲食料品を品質表示義務の対象とするとともに，その中ですべての生鮮食料品について原産地表示を行うなどの改正が行われました．これについては，2)で具体的に説明します．

② 有機食品の検査認証・表示制度の創設
　有機食品について新たに規格（特定JAS規格）が定められ，有機食品の特定JAS規格による格付を受け，JASマーク（Q 51）の貼付されたものでなければ，「有機○○」，「オーガニック○○」などの表示をすることができなくなりました．特定JAS規格とは，特別な，または特色ある使用原材料に着目した，生産・製造方法に関して保証したJAS規格のことです．
　定められた有機食品の特定JAS規格には，有機農産物と有機農産物加工食品の2つがあり，有機農産物には生産方法の基準が，有機農産物加工食品には原材料およびその使用割合，使用できる食品添加物などが定められています．
　従来，有機農産物については，「有機農産物及び特別栽培農産物に係る表示ガイドライン」により表示されていましたが，ガイドラインでは強制力がなく，「有機」などの表示が混乱しているとされてきたものです．

③ JAS制度の見直し
　a) 規格の定期的見直しの法定化・国際整合化
　5年ごとに既存のJASの内容が引き続き適正であるかどうか見直すことを法定化し，規格の改正または不要となった規格の廃止を行うことになりました．その際，国際規格を考慮することにしました．
　b) 事業者自身による格付の表示のための仕組みの導入
　従来は，登録格付機関が規格への適合検査をして合格したもののみにJASマークを貼付していましたが，製造業者など自身による格付ができる仕組みが導入されました．
　品質管理体制から，製品の品質の安定性や規格への適合性が確保されると認められる製造業者などが，登録格付機関による格付を受けずに，自ら検査を行い規格に合格したものにJASマークを貼付することができるようになったのです．
　有機農産物および有機農産物加工食品についても，その生産または製造の方法について第三者認証機関が認定した生産者が，生産した農作物および農産物加工食品について，自ら検査を行い，規格に合格したもののみに有機JASマークを付けることができる制度が制定されました．
　c) 登録格付機関などへの民間能力の活用
　公益法人などにのみ格付などの権限を与えていましたが，民間会社なども参入できるようにし，格付などの権限を民間会社などに開放しました．

2) **食品表示の改正点**
　一般消費者向けのすべての飲食料品が品質表示基準の対象となり，表示の対象範囲が拡大されました．品質表示基準は加工食品と生鮮食品に分けられて制定されています．従来は，ハム類，即席めん類など64品目に個別に品質表示基準が制定されていて，これらの品目のみが，この表示基準に従った表示を義務づけられていたものです．
① 加工食品について横断的表示事項の制定
　加工食品について横断的に食品全体に適用し共通する表示ルールとして，加工食品品質表示基準が制定され，平成13年4月1日から適用されました．

表示事項として，名称，原材料名などの共通で基本的なものが定められています（例1）。

例1：ぶどうジャムの表示例

名　　称	ぶどうジャム
原材料名	ぶどう，ぶどう果汁，レモン果汁，ゲル化剤（ペクチン）
内　容　量	400g
賞味期限	平成〇〇年〇〇月〇〇日
保存方法	開栓前冷暗所保管
原産国名	〇〇〇（輸入品の場合）
製　造　者	㈱〇〇〇〇 〇〇県〇〇市〇〇〇〇〇

② 加工食品の一部にも，原材料の原産地表示を義務づける

横断的な加工食品品質表示基準の他に，食品によっては，その特性に応じた個別品目について品質表示基準が定められ，原材料の原産地表示が義務づけられました。梅干しやらっきょう漬，ウナギの蒲焼きなどに原材料の原産地表示が義務づけられています（例2）。

これは「不当景品類及び不当表示防止法」に基づき，加工食品の原産国は

例2：農産物漬物の原料原産地表示例
―ダイコンを輸入して国内で製造した場合―

名　　称	しょうゆ漬
原材料名	大根，漬け原材料（しょうゆ，砂糖，食塩，発酵調味液，醸造酢），カラメル色素
原料原産地名	中国（大根）
内　容　量	110g
賞味期限	平成〇〇年〇〇月〇〇日
保存方法	10℃以下で保存してください．
製　造　者	〇〇〇〇株式会社 〇〇県〇〇市〇〇〇〇〇

商品の実質的変更や新しい特性を与える行為が行われた最終加工地を原産国としているため,原料を輸入し国内で加工した場合,加工食品の原産国は日本になり,その原料の産地は表示されませんので,輸入したものであっても消費者に国産原料を使用しているという誤解を与えるという問題があったからです.

③　すべての生鮮食品に原産地表示を義務づける

従来は,制定されていた64品目の品質表示基準のうち,原産地表示が義務づけられていたのは,タマネギなど青果物の9品目のみでしたが,生鮮食品品質表示基準が制定され,野菜,魚,肉などの農産物,水産物,畜産物など,すべての生鮮食品について原産地表示が義務づけられ,平成12年7月1日から適用されました(例3).

例3：解凍,養殖された水産物の表示例

ブラックタイガー,チリ産（解凍・養殖）
消費期限　　加工日　　保存方法 10℃以下 ○○.○○.○○　○○.○○.○○ 100g当たり(円)　　価格(円) 　○○○○　　　　　○○○○ 　内容量(g) 　　○○○○ ㈱○○○○店 ○○県○○市○○○○○

品質表示基準による表示事項および表示方法は表10-2のようになります.

表示を行う時は,個別の品質表示基準をもつ食品については横断的な加工食品品質表示基準に個別の品質表示基準の内容を盛り込んで表示する必要があります.個別の品質表示基準を持たない食品については加工食品品質表示基準によって表示することになります.

個別品質表示基準の表示事項には,例えば,即席めんでは調理方法などがありますので,即席めんの場合,加工食品品質表示基準による表示の他に,個別品質表示基準で義務づけられている調理方法を表示することになります.

なお,遺伝子組換え食品に関する表示基準（Q 43）も,横断的な品質表示

表 10-2 品質表示基準による表示事項及び表示方法

種類	品目例	共通表示事項	個別品目表示事項		表示方法
			個別品目	表示事項	
加工食品	野菜・果実加工品 穀類加工品 めん・パン類 豆類の調整品 食肉製品 酪農製品 加工魚介類 飲料, 菓子類, 油脂類, 調味料 砂糖類 調理食品 等	・名　称 ・原材料名 ・内容量 ・賞味期限 ・保存方法 ・製造業者名 又は 輸入業者名 ・輸入品にあっては, 原産国名 ・国産原材料の使用 割合（国産原材料 使用）を表示する 場合 (平成13年4月1日 から適用)	即席めん, 生タイプ即席めん	調理方法	容器又は包装の見やすい箇所
			梅干し・らっきょう漬	原料の原産地 (平成13年10月1日から適用)	
			その他の農産物漬物	原料原産地名 (平成14年4月1日から適用)	
			塩サバ, アジ・サバの開き, ウナギ蒲焼き, ワカメ	原料の原産地 (平成14年2月1日から適用)	
			かつお削りぶし	ふしの原産地 (平成14年6月1日から適用)	
生鮮食品〈上記以外の食品〉	農産物 　精米, 豆類, 　野菜, 果実 等 畜産物 　食肉類, 食用鳥卵 水産物 　魚類, 貝類, 　水産動物類, 海草類 等	・名　称 ・原産地 ・内容量 ・販売業者名 (計量法に規定する特定商品で容器入り又は包装された食肉類, 豆類, 等) (平成12年7月1日から適用)	玄米および精米	・産地（輸入品にあっては, 原産国) ・品種, 産年 ・精米年月日 ・内容量 (平成13年4月1日から適用)	容器又は包装の見やすい箇所 消費者の見やすい箇所(立札, 掲示その他消費者が認識できる方法)
			水産物	解凍物, 養殖物にあっては, その旨の表示 (平成12年7月1日から適用)	

基準の一部です．

参 考 資 料

1) 農林水産省総合食料局品質課：一目でわかる改正 JAS 法，平成13年改訂版，国政情報センター出版局（2001）

Q 43　遺伝子組換え食品の表示は？

　遺伝子組換え農産物とその加工食品について，その表示制度が，改正JAS法および食品衛生法に基づいて平成13年4月から実施されています．

　国内で利用され，流通・販売されている遺伝子組換え農産物は，厚生労働省により安全性が審査され確認されたものだけです（Q 40）．遺伝子組換え食品の表示制度は，安全性が確認され問題がないということを前提として，消費者が食品の内容を理解し，食品を選択するための情報を提供するという目的で制度化されたものです．したがって表示は，遺伝子組換え技術を使用したものか，遺伝子組換え技術を使用していないかの情報を提供するためのものです．

　表示の対象品目は，

①　遺伝子組換えの対象農産物（以下「対象農産物」と言います）

　大豆（枝豆および大豆もやしを含む），トウモロコシ，バレイショ，ナタネ，ワタ（綿実）の5農産物

②　これを原材料とする加工食品（表10-3の30品目）

です．

　表示についての概要は，次のとおりです．

1)　加工食品

(1)　対象農産物を原材料とする加工食品のうち，加工工程後も組換えられたDNAまたは，これにより生じるたんぱく質の残る加工食品（表10-3の30品目）

「遺伝子組換え」のもの

「遺伝子組換え不分別」のもの

には，その旨の表示が義務づけられます．すなわち，

表10-3 遺伝子組換え食品の表示対象と表示方法

	農作物	加工食品	生産流通管理状況	表示方法	表示義務
表示の対象となる食品	大豆（枝豆,大豆もやしを含む）	1. 豆腐・油揚げ類 2. 凍り豆腐，おから，ゆば 3. 納豆 4. 豆乳類 5. みそ 6. 大豆煮豆 7. 大豆缶詰，大豆瓶詰 8. きな粉 9. 大豆いり豆 10. 1〜9を主な原材料とするもの 11. 調理用大豆を主な原材料とするもの 12. 大豆粉を主な原材料とするもの 13. 大豆たん白を主な原材料とするももの 14. 枝豆を主な原材料とするもの 15. 大豆もやしを主な原材料とするもの	分別生産流通管理が行われた遺伝子組換え食品	「大豆(遺伝子組換え)」 「大豆(遺伝子組換えのものを分別)」等	義務表示
	トウモロコシ	1. コーンスナック菓子 2. コーンスターチ 3. ポップコーン 4. 冷凍トウモロコシ 5. トウモロコシ缶詰，トウモロコシ瓶詰 6. コーンフラワーを主な原材料とするもの 7. コーンフリッツを主な原材料とするもの 8. 調理用トウモロコシを主な原材料とするもの 9. 1〜5を主な原材料とするもの	遺伝子組換え食品と非遺伝子組換え食品が分別されていない場合	「大豆(遺伝子組換え不分別)」等	義務表示
	バレイショ	1. 冷凍バレイショ 2. 乾燥バレイショ 3. バレイショでん粉 4. ポテトスナック菓子 5. 1〜4を主な原材料とするもの 6. 調理用バレイショを主な原材料とするもの	分別生産流通管理が行われた非遺伝子組換え食品	「大豆(遺伝子組換えでない)」 「大豆(遺伝子組換えでないものを分別)」等	任意表示
	ナタネ				
	綿実				
表示を省略できる食品		1. 上記農産物またはこれを原材料とする加工食品を主な原材料としない加工食品 2. しょうゆ，大豆油，コーンフレーク，水あめ，異性化液糖，デキストリン，コーン油，なたね油，綿実油，マッシュポテト，バレイショでん粉，ポテトフレーク，冷凍・缶詰・レトルトのバレイショ製品，これらを主な原材料とする食品		「ナタネ(遺伝子組換えでない)」 「ナタネ(遺伝子組換えでないものを分別)」等	任意表示

① 分別生産流通管理が行われた遺伝子組換え食品の場合は,「遺伝子組換え食品」であるということを表示し,

② 分別生産流通管理が行われていない場合は,遺伝子組換え食品が含まれている可能性があるので,遺伝子組換え食品と非遺伝子組換え食品が分別されていないという「遺伝子組換え不分別」などの表示をすることが義務づけられています.

③ 分別生産流通管理が行われた非遺伝子組換え食品の場合は,表示を義務づけてはいませんが,「非遺伝子組換え食品」であることを任意に表示することができます.

表示する時は,原材料名の次に( )を付けて例えば「大豆(遺伝子組換え)」と記載するなどの方法で行います.

分別生産流通管理は,食品衛生法の規則では,「遺伝子組換え作物及び非遺伝子組換え作物を生産,流通,及び加工の各段階で善良なる管理者の注意をもって分別及び管理を行い,その旨を証明する書類により明確にした管理をいう」と定められています.なお,農林水産省の資料では,「非遺伝子組み換え農産物を外国の農場から日本の食品製造業者まで生産流通の各段階で混入が起こらないよう管理し,そのことが書類などにより証明されていること」と説明され,食品衛生法と同様の主旨が説明されています.

表示の対象品目として表10-3に,30品目の加工食品を掲げましたが,このうちバレイショを原材料とする6品目の加工食品は,平成14年2月22日から施行されたもので,平成14年12月31日までは猶予期間となっていました.また同じく表10-3に,「主な原材料」とあるのは,原材料の重量に占める割合の高い原材料の上位3位までのもので,かつ,原材料の重量に占める割合が5%以上のものを言います.

(2) 組換えられたDNAまたは,これにより生じるたんぱく質が,加工工程で分解,除去されることにより,食品中に残らない加工食品(表10-3の下欄,例えば,しょうゆ,大豆油など)

表示は不要ですが,任意表示は可能となっています.

表示の義務がないもの(表示は不要,任意表示は可能)は,次のものとなっ

ています．
　① 上記(2)
　② 表10-3に掲げた加工食品30品目の原材料のうち，対象農産物またはこれを原材料とする加工食品であって主な原材料でないもの．

2) 対象農産物

　表示は，対象農産物の名称の次に（　）を付けて，加工食品と同様に，前記(1)に従って表示します．

　また，遺伝子組換えのものが存在しない農産物およびその加工食品，例えば米や小麦などの農産物およびその加工食品は，表示の対象品目ではなく，「遺伝子組換えでない」などの表示は禁止されています．

参考資料

1) 農林水産省総合食料局品質課：一目でわかる改正JAS法，平成13年改訂版，国政情報センター出版局（2001）
2) 食品衛生研究会：平成15年版 食品衛生小六法，新日本法規（2002）

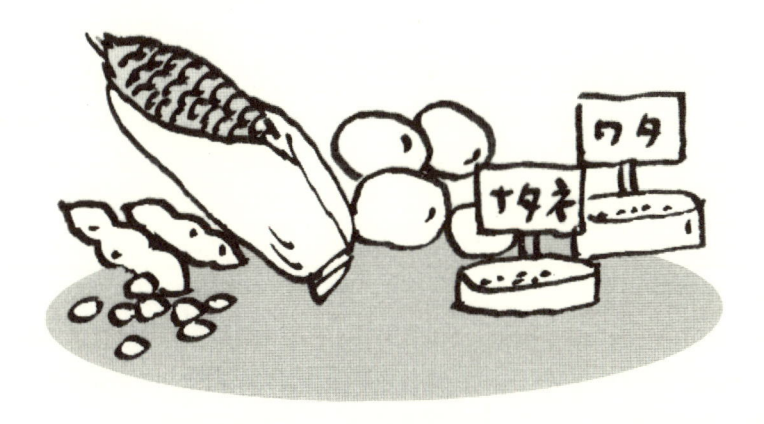

Q 44　消費期限，賞味期限，品質保持期限の違いは？

　私たちのまわりにあるいくつかの食品について期限表示を見ると，下記のように表示されています．

例1)　そうざい	消費期限	02.03.19
例2)　マヨネーズ	賞味期限	2002.10.19
例3)　ポークソーセージ	品質保持期限	2002.03.21

　加工食品には食品衛生法，JAS 法などにより，「期限」表示が義務づけられていますが，その表示の仕方には「消費期限」，「賞味期限」，「品質保持期限」の3種類があります．これらの期限表示は消費者が安全に，またはおいしく食べられる期限についての情報を知らせるもので，食品の鮮度についての目安となるものです．

　平成5年4月1日，日付表示の方法について食品衛生法，JAS 法が改正され，それまでは「製造年月日」で表示されていましたが，「製造年月日」に代わって「消費期限」，「賞味期限」または「品質保持期限」の表示を行うことになり，平成7年4月1日から完全実施されました．食品の製造方法や加工技術，保存技術が進歩してきたので，従来よりずっと長期間にわたって腐敗することなく品質を保持できる食品が多くなったこと，また「製造年月日」からだけでは，消費者が品質の劣化を判断することが難しくなってきた，というのが改正の理由です．

　では，これらの3種類の「期限」表示にはどのような違いがあるのでしょうか．

　これらの3種類の「期限」表示のうち，「賞味期限」と「品質保持期限」は同じことを意味しています．もともと「品質保持期限」は食品衛生法の用語で，「賞味期限」は JAS 法の用語です．したがって実際には，

① 「賞味期限」または「品質保持期限」
② 「消費期限」

の2種類の「期限」表示があると考えてよいでしょう．これらの用語は，食品衛生法およびJAS法でそれぞれ定義されていますが，「加工食品品質表示基準」（JAS法の一部改正により平成12年3月31日告示）では，以下のように定義されています．

1) 賞味期限（品質保持期限）

「容器包装の開かれていない製品が表示された保存方法に従って保存された場合に，その製品として期待されるすべての品質特性を十分保持しうると認められる期限をいう．」

2) 消費期限

「容器包装の開かれていない製品が表示された保存方法に従って保存された場合に，摂取可能であると期待される品質を有すると認められる期限をいう．」

「期限」表示の用語については，そうざい，弁当やチルド食品などのように，品質の変化が急速で劣化しやすい食品，製造日を含めておおむね5日以内で品質が劣化する食品は，腐敗や変敗に伴う衛生上の危害が発生する恐れがない期限，すなわち「消費期限」を表示します．ハムやソーセージ，マヨネーズなどのように品質の変化，劣化の速度が比較的緩やかな食品，品質が十分保たれるのがおおむね5日を超える食品は，「賞味期限」または「品質保持期限」を表示するように定められています．表示の方法は，基本的には消費期限，賞味期限，いずれも「年月日」表示で，品質が保たれる期間が3か月を超える食品については「年月」で表示しますが，「年月日」で表示してもよいことになっています．実際に市販されている加工食品では，品質が保たれる期間が3か月を超える食品についても「年月日」表示がかなり多く見られます．

このように食品の保存性，品質の経時的変化の早さの特性に応じて食品を

表10-4 「消費期限」と「賞味期限」(「品質保持期限」)の食品例

品質の変化による食品の区分	表示の用語	表示方法	食品例
品質の変化が急速で速やかに消費すべき食品	「消費期限」	年月日	そうざい,弁当,食肉
品質が保たれるのが3か月以内の食品	「賞味期限」または「品質保持期限」	年月日	ハム,ソーセージ,バター
品質が保たれるのが3か月を超える食品	「賞味期限」または「品質保持期限」	年月	植物油,マヨネーズ,冷凍食品
品質が保たれるのが数年以上の食品	省略可		砂糖,塩

区分し,それぞれの区分ごとに,期限表示の用語,表示方法が定められています(表10-4)。

また「期限」表示は,定められた方法で,未開封の状態で保存することを前提とするものですから,原則として「期限」表示に併せて「保存方法」も表示するように定められています。ただし,常温で保存する場合は,これを省略することができます。

「期限」については,いつまで消費者が安全に,またはおいしく食べられるかを製造者が責任をもって設定することになっています。賞味期限または品質保持期限は,製造者が保存テストを行い科学的データに基づいて決めた期限に,独自の安全係数を設け(通常,可食期間に0.7~0.8を乗じると言われています),十分余裕をもって定められていますので,賞味期限を過ぎた食品は食べられなくなると言うわけではありません。「期限」を過ぎたからといってすぐ健康に危害を与えるものではありませんが,おいしく食べられなくなるということです。これに対し,消費期限を過ぎた食品は,健康上の危害を生じる恐れがありますので,食べないようにしなければなりません。さらに注意しなければならないのは,表示された「期限」は「未開封の状態で,保存方法を守った」場合のことですので,保存の仕方次第では,「期限」より早く劣化することもあります。

このように,賞味期限(品質保持期限),消費期限はその意味するところが異なりますので,日常の食生活では注意を払っていきましょう。

なお,平成15年2月18日,厚生労働省と農林水産省の審議会「食品表示

共同会議」は，消費者から分かりにくいと言われていた「賞味期限」と「品質保持期限」について，「賞味期限」に統一することで合意し，2年後をめどに実施されることになりました．

参考資料
1) 農林水産省総合食料局品質課：一目でわかる改正JAS法，平成13年改訂版，国政情報センター出版局（2001）
2) 食品衛生研究会：平成15年版 食品衛生小六法，新日本法規（2002）

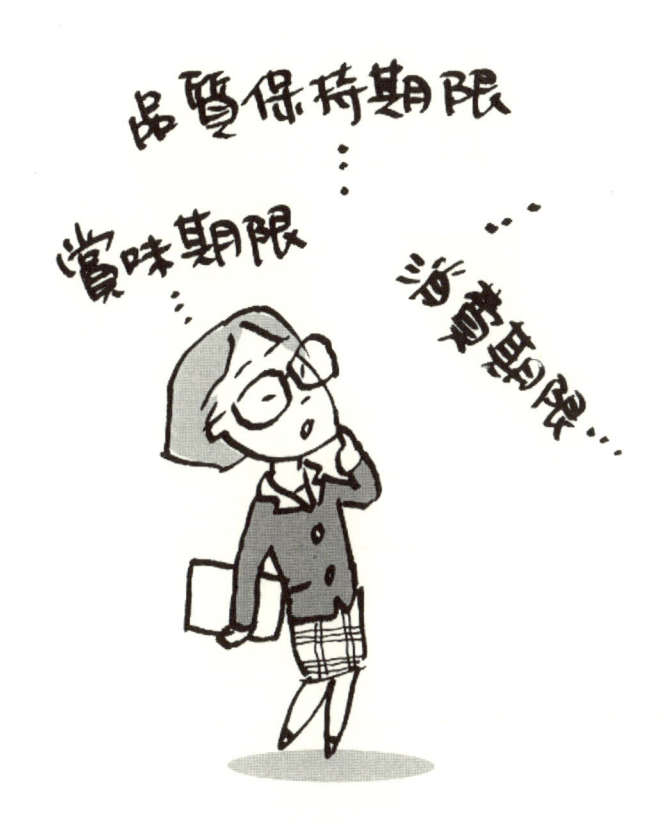

Q 45 加工食品の表示にある「調味料（アミノ酸）」というのはなに？

　食品の表示にはQ 41で述べたように，たくさんの法律が絡んでいますが，食品添加物についても食品衛生法で細かくルールが定められています．食品添加物を加工食品に使用した場合，原則として使用した食品添加物をすべて原材料表示欄に書かなければなりません．原材料表示の中に，「調味料（アミノ酸）」と書いてあるのを見かけますが，これを簡単に言いますと，「食品添加物であるアミノ酸類を調味料の目的で使用しています」ということを表わしています．

　食品添加物の表示の仕方には，食品の容器包装の限られた表示面積内に，消費者に必要な情報をできるだけ分かりやすく表示するためにいろいろなルールがあります．その加工食品にどんな食品添加物が使われているかは，表示によって知ることができます．昭和63年7月27日および平成元年11月28日の食品衛生法施行規則の一部改正により，食品添加物の食品への表示方法が大幅に改正され，平成3年から食品に使用した食品添加物は，化学的合成品以外の添加物も含め，すべての添加物の表示が義務づけられました．

　食品添加物の表示の方法には，物質名表示，簡略名による表示，用途名併記，および一括名による表示があります．

1）物質名表示（食品添加物の名前を書くもの）

　基本は固有の名称で，定められた品名および別名による表示が原則です．

（物質名）	（別　名）
例：アスコルビン酸	ビタミンC
D-ソルビトール	D-ソルビット

2) 簡略名，類別名による表示

食品添加物の名称には長いものもあるため，限られた表示面積内で見やすくするため，簡略名，類別名による表示も認められています．一定の原則に従って簡略化されるルールがあり，その名称が規則にリスト化されています．

（物質名）	（簡略名）
例：L-アスコルビン酸ナトリウム	アスコルビン酸 Na，ビタミン C，V.C
L-アスコルビン酸	アスコルビン酸，V.C

（物質名）	（類別名）
例：コウリャン色素	フラボノイド色素
ビートレッド	野菜色素

3) 用途名の併記（用途名と食品添加物の名前を書くもの）

甘味料，着色料，保存料，増粘剤・安定剤・ゲル化剤または糊料，酸化防止剤，発色剤，漂白剤，防かび剤（防ばい剤）の8種類の用途に使用した場合は，使った食品添加物の名前と，どの用途に使ったかその用途名が表示されます．消費者は，これによりその食品添加物をどのような目的に使ったかを知ることができます．

例：酸化防止剤（アスコルビン酸）

4) 一括名による表示（グループの名前を書くもの）

イーストフード，ガムベース，かんすい，酵素，光沢剤，香料，酸味料，軟化剤，調味料，豆腐用凝固剤，苦味料，乳化剤，pH調整剤，膨張剤の14種類のグループには，その用途ごとに上記の一括名が認められています．これらのグループに属する食品添加物は，個々の名前を書かないで14種類のグループの名前，すなわち一括名で表示することができます（図10-1）．

これらの一括名の中の調味料は，さらに「アミノ酸」，「核酸」，「有機酸」，「無機塩」の4グループに分類され，調味料という一括名を書き（　）内に4グループのいずれかの名前を書きます．

例：調味料（アミノ酸）

なお，これらのグループに属する食品添加物を混合して使った場合は，代表的なグループの名前を書き，「等」を付けることになっています．

例：調味料（アミノ酸等）

5） 表示免除（表示しなくてよいもの）

表示をしなくてよいものに，「加工助剤」，「キャリーオーバー」，「栄養強化剤」があります．

① 加工助剤

加工助剤は，加工工程で使用されますが，除去されたり，中和されたりして，製品にはほとんど残らないものです．

例：油を製造するときに溶剤として使用するヘキサン

　　食品を製造するときにろ過助剤として必要なケイソウ土

　　脱色剤（活性炭など）

② キャリーオーバー

食品添加物が含まれている食品材料を使って食品を加工した場合，食品材料に含まれていた食品添加物が，最終食品に持ち越される場合があります．最終食品に，その食品添加物が効果を発揮することができる量より少ない量

品名	ポークソーセージ（ウインナー）	
原材料名	豚肉 食塩 糖類（乳糖・ぶどう糖） 香辛料 調味料（アミノ酸等） リン酸塩（Na・K） 保存料（ソルビン酸K） pH調整剤 酸化防止剤（ビタミンC） 発色剤（亜硝酸Na）	→香辛料抽出物の簡略名 →一括名（グループ名）を表示，調味料としてアミノ酸と他のグループを併用 →簡略名（ナトリウム，カリウムの記号化） →用途名（簡略名），保存料としてソルビン酸カリウム使用 →一括名，pH調整にクエン酸（結晶）を使用 →一括名（物質名），酸化防止剤としてビタミンC使用 →用途名（簡略名），発色剤として亜硝酸ナトリウム使用

図 10-1　ポークソーセージの原材料表示

しか含まれていないものをキャリーオーバーと言います．

　例：せんべいに使用されるしょうゆに含まれる保存料

③　栄養強化の目的の食品添加物

　栄養強化を目的として添加された食品添加物は，栄養改善法により栄養成分およびその量の表示が義務づけられていますので，食品衛生法では表示をしなくてよいとされています．

　例：ビタミン類，ミネラル類，アミノ酸類

　もちろん，これらの添加物でも，酸化防止剤など栄養強化の目的以外の目的で使用した場合は，表示が必要です．

　例：酸化防止剤（ビタミンC）

　図10-1にソーセージの食品添加物表示を示します．右側にはそれぞれ表示されている内容を付記しました．

参 考 資 料

1)　食品衛生研究会：平成15年版　食品衛生小六法，新日本法規（2002）

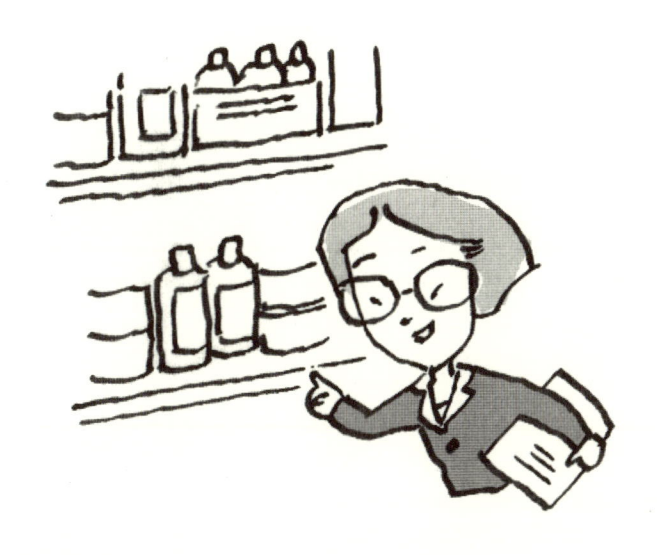

Q 46　栄養成分の表示のルールは？

　加工食品の栄養成分の表示は，厚生労働省で定めた栄養表示基準制度に従って表示されています．この制度は平成8年5月24日施行されました．
　この基準によれば，販売する加工食品に何らかの栄養成分または熱量を表示する場合，その表示しようとする栄養成分または熱量の含有量だけでなく，主要な栄養成分である「たんぱく質」，「脂質」，「糖質」，「ナトリウム」の含有量および熱量について表示することが義務づけられています．表示される含有量は，製造者または販売者が責任を持って記載します．
　例えばキャンデーで「1袋に3 000mgのビタミンC」と表示した商品の栄養成分表示は，図10-2のようになっています．

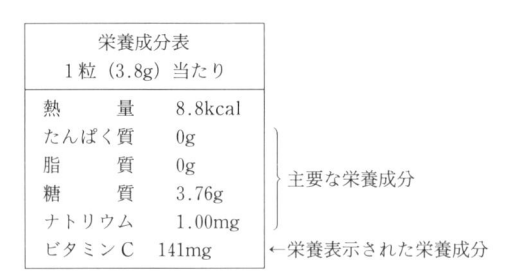

```
        栄養成分表
      1粒（3.8g）当たり
    熱　　量    8.8kcal
    たんぱく質     0g      ⎫
    脂　　質     0g       ⎬ 主要な栄養成分
    糖　　質    3.76g     ⎭
    ナトリウム   1.00mg
    ビタミンC   141mg    ←栄養表示された栄養成分
```

図 10-2　キャンデーの栄養成分表示例

　この商品では，「ビタミンC」について「3 000mg」と表示してありますので，基準に従って「ビタミンC」だけでなく，「熱量」および「たんぱく質」，「脂質」，「糖質」，「ナトリウム」の含有量についても表示しているのです．
　表示するとき，
「熱量」→「たんぱく質」→「脂質」→「糖質」→「ナトリウム」→「表示しようとする栄養成分」

の順序で記載するように定められています。図10-2のとおりです。
　では、どうして熱量および主要な栄養成分の含有量についても表示しなければならないとされているのでしょうか。厚生労働省の資料によると下記の理由によるとされています。

① たんぱく質……体の細胞や組織の主成分であり、かつ、エネルギー源となる。
② 脂　　　質……たんぱく質や糖質の2倍以上のエネルギーをもちエネルギー源となる。
③ 糖　　　質……すぐ消化され、あるいは貯蔵されてエネルギー源となる。
④ ナトリウム……過剰な摂取は高血圧などの要因となる。
⑤ 熱　　　量……たんぱく質、脂質および糖質の3大栄養成分から生まれるエネルギーですが、摂取するエネルギーと消費するエネルギーのバランスが重要であり、エネルギーの過剰が肥満の原因の1つとなっている。

　④において、以前の栄養成分表示のガイドラインでは「食塩」でしたが、現在では「食塩」ではなく「ナトリウム」となっています。これは、ナトリウムの過剰な摂取は高血圧などの要因となるなど、私たちの健康に影響を与えているのは食塩中のナトリウムだからです。また、ナトリウムは食塩以外のものにも含まれているからです。
　次に表示単位についてですが、この例では「1粒（3.8g）当たり」の含有量を表示しています。含有量の表示をする時、100gまたは100ml当たり、1食または1個当たり、あるいは1包装当たりの量を記載します。
　この例に記載されているような「1粒」という表現は、商品により1粒の量が異なりますので、この商品の「1粒」は何gなのかその量も記載することになります。「1食当たり」の場合も同様にその量を記載しますが、1食分の量は、通常ヒトがその食品を1回に食する量を製造者または販売者が定めた量とすると定められています。どのような栄養成分または熱量が表示された場合に栄養表示基準が適用されるのか、表10-5に例示しました。この中に上記「ビタミンC」が挙げられているのを確認できます。

表 10-5 栄養表示基準の適用範囲（表示される栄養成分や熱量およびその例）

栄養成分	例
たんぱく質	「リジン」等のアミノ酸,「ペプチド」, 別名称の「プロテイン」
脂　　質	別名称の「脂肪」「ファット」「オイル」,「コレステロール」,「リノール酸」等の脂肪酸
炭水化物	「糖質」,「糖類」,「糖」,「ブドウ糖」「果糖」等の単糖類 「ショ糖」「乳糖」等の二糖類 「糖アルコール」,「オリゴ糖」,「でんぷん」等の多糖類 「繊維」「食物繊維」
無機質（12成分） 　カルシウム, 鉄, カリウム, リン, マグネシウム, 亜鉛, 銅, マンガン, ヨウ素, セレン, ナトリウム, クロム	総称としての「ミネラル」 カルシウム……「Ca」 鉄　　　　……「Fe」 ナトリウム……「Na」,「食塩」「塩」を含む
ビタミン（13成分） 　ビタミン A, ビタミン B_1, ビタミン B_2, ビタミン B_6, ビタミン B_{12}, ナイアシン, ビタミン C, ビタミン D, ビタミン E, ビタミン K, 葉酸, パントテン酸, ビオチン	総称としての「ビタミン」 ビタミン A……「VA」, 前駆体「β-カロテン」, 　　　　　　　別名称の「レチノール」 ビタミン C……別名称の「アスコルビン酸」等
熱　　量	「エネルギー」,「カロリー」

　また，この基準では，強調表示についても基準が定められています．これについては，Q 48 で説明します．

　栄養表示基準に従わなければならないものは，もちろん表示されていますし，表示されなければなりませんが，最近，栄養成分にふれていない商品や，表 10-5 に該当しない栄養成分の場合でも，製造者が任意に表示している例がよく見受けられます．私たちは，このような情報を得て正しい食生活の一助とすることができます．

参考資料

1) 新開発食品保健研究会監修：改訂 早わかり栄養表示基準, 中央法規出版 (2001)

Q 47 「カロリーゼロ」の飲料が甘いのはなぜ？

　近年,「低カロリー」とか「カロリーゼロ」などの表示のある飲料や食品が, よく目につくようになってきました. そこで「カロリーゼロ」という表示がしてある炭酸飲料の原材料表示と栄養成分表示を見てみます.

1) 原材料表示 (図 10-3)

品　　名	炭酸飲料
原材料名	カラメル色素, 酸味料, 甘味料 (アスパルテーム・L-フェニルアラニン化合物), 香料, 保存料 (安息香酸 Na), カフェイン

図 10-3　炭酸飲料の原材料表示例

2) 栄養成分表示 (図 10-4)

栄養成分表示 (100 ml 当たり)	
エネルギー	0kcal
たんぱく質	0g
脂　　質	0g
炭水化物	0g
ナトリウム	10mg

図 10-4　炭酸飲料の栄養成分表示

　この炭酸飲料は,「カロリーゼロ」と表示してありますので, 熱量について強調して表示していることになります. Q 48 で述べるように, 強調表示基準である表 10-6 から,「カロリーゼロ」と表示する場合, 熱量は飲料 100 ml 当たり 5kcal に満たないことが必要です. 図の栄養成分表示では「エネルギー 0kcal」となっていますが,「エネルギー」はどのようにして計算するのでしょうか.

　「カロリー」は, 通常「熱量」または「エネルギー」ともいわれます. 私たちは食品を食べ, その食品を体内で燃焼することによってエネルギーをとっています. エネルギーは, 食品中のたんぱく質, 炭水化物, 脂質の含有量に, それぞれ下記のエネルギー換算係数を乗じたものの総和として計算します.

栄養成分	エネルギー換算係数
たんぱく質	4kcal/g
脂　　質	9kcal/g
炭 水 化 物	4kcal/g

　この商品の栄養成分表示から，たんぱく質，脂質，炭水化物のいずれも「0g」となっていますので，この商品のエネルギーは表示のように「0kcal」となり，強調表示の基準を満たしています．

　ではカロリーはゼロなのにどうして甘いのでしょうか．「原材料名」の欄には，甘味料（アスパルテーム・L-フェニルアラニン化合物）と記載されています．このことから甘味料としてアスパルテームを使用していることが分かります．アスパルテームは，フェニルアラニンとアスパラギン酸の2種類のアミノ酸からなるジペプチド（ペプチドの1種）で，表10-5（Q 46）からも分かるように，たんぱく質の1つです．

　なお，「・L-フェニルアラニン化合物」は，「アスパルテームにL-フェニルアラニン化合物を含む」という意味です．フェニルアラニンは，牛乳，卵，肉などの食品中のたんぱく質に多く含まれていますが，まれに先天的にフェニルアラニンを代謝する機能が十分でないフェニルケトン尿症患者がおり，乳幼児期に食品に含まれるフェニルアラニンの摂取量をコントロールしなければならないので，この化合物を含んでいるという情報を伝えるための表示で，食品衛生法で義務づけられています．

　アスパルテームの甘味度は，砂糖の180～200倍といわれています．カロリーは，砂糖と同じ4kcalですが，例えば，アスパルテームで砂糖と同じ甘さにしようとする場合，使用量は砂糖の1/200～1/180という少量でよいことになりますので，実質低カロリーとなるわけです．すなわち，アスパルテームをほんの少量使用するだけで甘くなりますので，アスパルテームを含むたんぱく質の量が少なく，上記の計算から「カロリーゼロ」の炭酸飲料となっているのです．

　上記のようにアスパルテームは甘味料の1つですが，甘味料は，食品に甘味を与えるもので多くの種類があり，食品に分類されるものと食品添加物に

分類されるものがあります．最もよく知られている甘味料は砂糖（ショ糖）で，食品に分類されています．食品に分類されているものには，他に水あめやブドウ糖などがあります．

食品添加物に分類されている甘味料には，アスパルテームのほか，アセスルファムカリウムやステビア抽出物などがあります．これらの砂糖より甘い甘味料（高甘味度甘味料）や，砂糖と同程度の甘味をもつもの，砂糖より甘くないものなど，甘味の強さ（甘味度）は，個々の甘味料により異なります．例えば，砂糖に対する甘味度は，アセスルファムカリウム：200倍，ステビア抽出物：250～350倍です．

また甘味料には，砂糖に近いさわやかな甘味（アスパルテーム，ステビア抽出物）や，すっきりとしたキレのある甘味（アセスルファムカリウム），冷涼感のあるさわやかな甘味（キシリトール）をもつものなど，それぞれ特徴があります．食品に使用するとき，その特徴を生かしてそれぞれの食品に最適な甘味料が用いられています．高甘味度甘味料は，少量使用するだけで甘さを付与できますので，この特性を利用して低カロリー甘味料として使用されることが多いようです．

参 考 資 料
1) 新開発食品保健研究会監修：改訂 早わかり栄養表示基準，中央法規出版（2001）

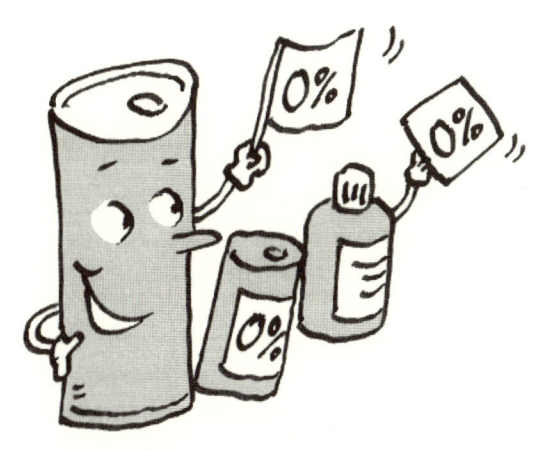

Q 48 「低脂肪」、「高カルシウム」などの表示のルールは？

　特定の栄養成分や熱量が表示されている商品は、厚生労働省により定められた栄養表示基準制度に従って表示しなければなりませんが（Q 46）、「低脂肪」、「高カルシウム」、「低カロリー」などと、特定の栄養成分を強調して表示する場合も、同じく栄養表示基準制度に従って表示しなければならないことになっています。この基準を表 10-6、表 10-7 に示しました。

　「低脂肪」と表示してある乳飲料の栄養成分表示（図 10-5）を見てみます。この商品には、下記の表示があります。

表 10-6　含まない旨の表示および低い旨の表示の基準値一覧表

栄養成分	含まない旨の表示は次の基準値に満たないこと （「無」、「ゼロ」、「ノン」等） 食品 100 g 当たり （　）内は一般に飲用に供する液状の食品 100 ml 当たり	低い旨の表示は次の基準値以下であること （「低」、「ロー」、「ひかえめ」、「少」、「ライト」、「ダイエット」、「カット」、「オフ」等） 食品 100 g 当たり （　）内は一般に飲用に供する液状の食品 100 ml 当たり
熱　量	5kcal　（　5kcal）	40kcal　（　20kcal）
脂　質	0.5g　（　0.5g）	3g　（　1.5g）
飽和脂肪酸	0.1g　（　0.1g）	1.5g　　（0.75g） かつ飽和脂肪酸由来エネルギーが全エネルギーの 10%
コレステロール	5mg　（　5mg） かつ飽和脂肪酸の含有量* 1.5g　　（0.75g） かつ飽和脂肪酸のエネルギー量が 10%*	20mg　（　10mg） かつ飽和脂肪酸の含有量* 1.5g　　（0.75g） かつ飽和脂肪酸のエネルギー量が 10%*
糖　類	0.5g　（　0.5g）	5g　（　2.5g）
ナトリウム	5mg　（　5mg）	120mg　（　120mg）

　「*」は、1食分の量を 15 g 以下と表示するものであって当該食品中の脂質の量のうち飽和脂肪酸の含有割合が 15% 以下で構成されているものを除く。

表 10-7　補給ができる旨の表示

栄養成分	高い旨の表示は次のいずれかの基準値以上であること（「高」,「多」,「豊富」等）		含む旨又は強化された旨の表示は次のいずれかの基準値以上であること（「源」,「供給」,「含有」,「入り」,「使用」,「添加」等）	
	食品 100g 当たり（　）内は一般に飲用に供する液状の食品 100ml 当たり	100kcal 当たり	食品 100g 当たり（　）内は一般に飲用に供する液状の食品 100ml 当たり	100kcal 当たり
たんぱく質	12g　（　6g）	6g	6g　（　3g）	3g
食物繊維	6g　（　3g）	3g	3g　（　1.5g）	1.5g
カルシウム	210mg　（105mg）	70mg	105mg　（53mg）	35mg
鉄	3.6mg　（1.8mg）	1.2mg	1.8mg　（0.9mg）	0.6mg
ナイアシン	4.5mg　（2.3mg）	1.5mg	2.3mg　（1.1mg）	0.8mg
パントテン酸	1.50mg　（0.75mg）	0.50mg	0.75mg　（0.38mg）	0.25mg
ビオチン	9.0μg　（4.5μg）	3.0μg	4.5μg　（2.3μg）	1.5μg
ビタミンA	162μg　（81μg）	54μg	81μg　（41μg）	27μg
ビタミンB_1	0.30mg　（0.15mg）	0.10mg	0.15mg　（0.08mg）	0.05mg
ビタミンB_2	0.33mg　（0.17mg）	0.11mg	0.17mg　（0.09mg）	0.06mg
ビタミンB_6	0.45mg　（0.23mg）	0.15mg	0.23mg　（0.11mg）	0.08mg
ビタミンB_{12}	0.72μg　（0.36μg）	0.24μg	0.36μg　（0.18μg）	0.12μg
ビタミンC	30mg　（15mg）	10mg	15mg　（8mg）	5mg
ビタミンD	0.75μg　（0.38μg）	0.25μg	0.38μg　（0.19μg）	0.13μg
ビタミンE	3.0mg　（1.5mg）	1.0mg	1.5mg　（0.8mg）	0.5mg
葉酸	60μg　（30μg）	20μg	30μg　（15μg）	10μg

① 「低脂肪」

「低脂肪」とありますが，脂肪は「脂質」の別名称です．強調表示基準である表 10-6 から，一般に飲用に供する液状の食品の場合，脂質については，100ml 当たり 1.5g 以下であれば，「低脂肪」と表示できることになっています．上記の栄養成分表示から，この基準を満たしていますので，「低脂肪」と表示できるのです．

栄養成分表示（100ml 当たり）	
エネルギー	52kcal
たんぱく質	3.7g
脂質	1.5g
炭水化物	5.9g
ナトリウム	52mg
カルシウム	234mg
ビタミンD	26 IU

図 10-5　乳飲料の栄養成分表示

② 「コップ 1 杯半（約 300ml）で 1 日分のカルシウム」

このような表示の場合，1 日に必要なカルシウム量について表示することが必要です．この商品では，他に，1 日に必要なカルシウム量は 700mg と表示がしてありますので，この表示は正しいということが分かります．

③ 「カルシウム量アップ」

この場合，何に対してアップしたのかを表示する必要がありますが，他の自社類似商品のカルシウム量を表示して，比較できるようになっています．

④ 「高カルシウム」

上記③の表示をした同じ商品にはありませんが，「高カルシウム」，「カルシウム豊富」などと表示する場合も，表 10-7 からカルシウムが 100ml 当たり 105mg 以上含まれていないと，表示することはできません．

このほかにも，高甘味度甘味料（Q 47）や糖アルコール（マルチトール，エリスリトールなど）を使用した「低カロリー」や「カロリーゼロ」，また「低糖」や「ノンシュガー」などと表示された商品が，市場で多く見られるようになりました．これらの表示も同様に，栄養表示基準の強調表示（表 10-6，表 10-7）に従って表示しなければなりません．

例えば熱量が食品 100g 当たり 5kcal に満たない場合，表 10-6 により「含まない」旨の表示ができるようになっていますので，「ノンカロリー」「カロリーゼロ」と表示できます．逆に例えば「鉄分補給」という表示をしようとする場合は，表 10-7 に従って表示することになります．

栄養表示基準は，平成 8 年 5 月 24 日から施行されましたが，平成 11 年 4 月に一部改正され，コレステロールの強調表示基準が追加されて表 10-6 のようになりました．

さらに，平成 13 年 3 月 27 日付厚生労働省告示により，栄養表示基準が一部改正され，ビタミン E，ビタミン B_6，ビタミン B_{12}，パントテン酸，葉酸，ビオチンの基準が追加され，同時に栄養成分の一部については基準値が変更されて，表 10-7 のようになりました．この改正については，平成 15 年 4 月 1 日から適用することになっていますが，この前であってもこの基準によることができるとされています．

参 考 資 料

1) 新開発食品保健研究会監修：改訂 早わかり栄養表示基準，中央法規出版（2001）

Q 49 栄養成分表示の「炭水化物」,「糖質」や「糖類」などの違いは？

　加工食品の栄養成分表示は，Q 46 の例で述べたように，何らかの栄養成分について表示しようとするとき，その栄養成分の含有量と共に，「熱量」および「たんぱく質」,「脂質」,「糖質」,「ナトリウム」の含有量についても表示することが義務づけられています．

　キャンデー（Q 46 の図 10-2）と清涼飲料水「アセロラドリンク」（例 1）の栄養成分表示を見てみましょう．この 2 つの商品では，いずれも「ビタミン C」について

- キャンデー（Q 46 の図 10-2）には，
  「1 袋に 3 000 mg のビタミン C」
- 清涼飲料水「アセロラドリンク」（例 1）には，
  「1 日分の天然ビタミン C」

と，表示されています．

　したがって，ビタミン C だけでなく，熱量（またはエネルギー）および主要な栄養成分である，たんぱく質，脂質，糖質，ナトリウムの含有量についても表示されています．図 10-2 では「糖質」に該当するところが，例 1 では「炭水化物」として，その含有量が記載されています．どうしてこのように「糖質」と表示しているものと，「炭水化物」と表示しているものがあるのでしょうか．これにはルールがあり，原則として図 10-2 のように「糖質」と表示されることになっているのですが，食物繊維に関する表示をしない場合は，例 1 のように糖質の代わりに「炭水化物」と記載してもよいこと

例 1：清涼飲料水

栄養成分表 1 缶（190 g）当たり	
エネルギー	74 kcal
たんぱく質	0 g
脂　　質	0 g
炭水化物	18.4 g
ナトリウム	59 mg
ビタミン C	100 mg

になっているのです．では，炭水化物と糖質との関係はどうなっているのでしょうか．

炭水化物と糖質との関係をエネルギーの観点から分類し，図 10-6 に示します．

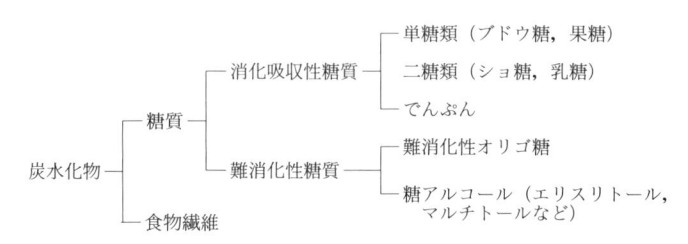

```
炭水化物 ─┬─ 糖質 ─┬─ 消化吸収性糖質 ─┬─ 単糖類（ブドウ糖，果糖）
         │        │                ├─ 二糖類（ショ糖，乳糖）
         │        │                └─ でんぷん
         │        └─ 難消化性糖質 ─┬─ 難消化性オリゴ糖
         │                        └─ 糖アルコール（エリスリトール，
         │                                        マルチトールなど）
         └─ 食物繊維
```

図 10-6 炭水化物の分類

「糖質」は，「炭水化物」から消化吸収されにくい「食物繊維」を除いたものです．式で表わすと，下記のようになります．

$$糖質 ＝ 炭水化物 － 食物繊維$$

糖質の量を分析するためには，食物繊維の量の分析が必要となりますが，食物繊維の分析には時間がかかり，また経費もかかるという理由から，食物繊維に関する表示をしない場合は，糖質の代わりに「炭水化物」と記載してもよいことになっているのです．

栄養成分表示に「糖類」と記載している商品がありますが，これは糖質のうちの単糖類（ブドウ糖など）と二糖類（ショ糖，乳糖など）であって，難消化性糖質すなわち吸収されにくい糖質である糖アルコール（マルチトール，エリスリトールなど）を除いたものを言います．

糖質由来の熱量はエネルギー係数 4kcal/g を乗じることとされていますが，難消化性糖質については科学的データに基づき，それらの種類によって，それぞれ 0〜3kcal/g を乗じることとされています．

平成 13 年 3 月 27 日付厚生労働省告示第 98 号により栄養表示基準が一部改正されました．これによりますと，「原則として"糖質"が表示されていた」ものが，「原則として"炭水化物"と表示される」ことになり，平成 15 年 4 月 1 日から適用されます．また，「炭水化物」の量の表示に代えて，「糖質および食物繊維」の量で表示することができるようになります．

図 10-2 のキャンデーについての改正後の表示は，例 2 または例 3 のようになります．仮に，食物繊維は 0.04mg とした場合の表示例です．

例 2：キャンデー
「1 袋に 3 000mg のビタミン C」と表示

栄養成分表	
1 粒（3.8g）当たり	
熱　　　量	8.8kcal
たんぱく質	0g
脂　　　質	0g
炭 水 化 物	4g
ナトリウム	1.00mg
ビタミン C	141mg

例 3：キャンデー
「1 袋に 3 000mg のビタミン C」と表示

栄養成分表	
1 粒（3.8g）当たり	
熱　　　量	8.8kcal
たんぱく質	0g
脂　　　質	0g
糖　　　質	3.76g
食物繊維	0.04mg
ナトリウム	1.00mg
ビタミン C	141mg

この例のように，改正後は「糖質」についてのみ表示することはなく，「糖質」と表示するときは「食物繊維」も表示することになります．

参 考 資 料

1) 新開発食品保健研究会監修：改訂 早わかり栄養表示基準，中央法規出版（2001）

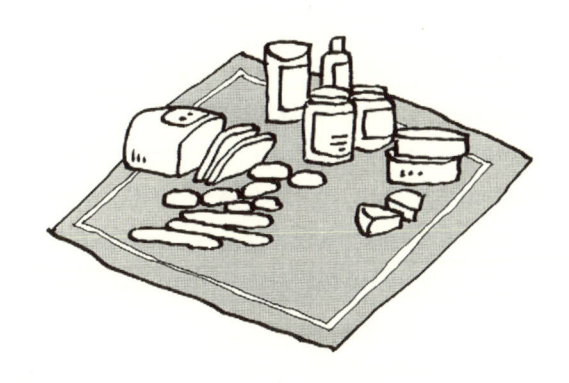

Q 50　HACCP システムってどういうもの？

　HACCP は，「Hazard Analysis and Critical Control Points」の略称で，「ハサップ」とも言い「危害分析・重要管理点」のことです．ある牛乳に次のように書いてありました．

> この商品は，厚生労働大臣により承認された HACCP システムを経て製造されています．

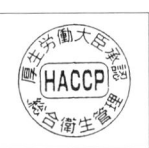

　HACCP システムは，衛生管理の 1 つの手法です．1960 年代にアメリカのアポロ計画の中で Pillsbury 社と NASA（アメリカ航空宇宙局）が共同で宇宙食を製造するに当たって，食品の安全性を高度に保証するための衛生管理の手法として開発しました．

　平成 7 年の食品衛生法の改正で，厚生労働省により「総合衛生管理製造過程の承認制度」が導入され，食品の衛生管理の手法に HACCP システムを取り入れました．「総合衛生管理製造過程」は，「製造又は加工の方法及びその衛生管理の方法について食品衛生上の危害の発生を防止するための措置が総合的に講じられた製造又は加工の工程」と定義されています．

　この手法は，製造会社が食品の原材料や製造・加工の各段階で発生するおそれのある危害を事前に調査・分析（HA）し，この分析結果に基づいて，製造工程のどの段階で危害が起こり得るかを予測します．その予測される危害を防止するためにどのような対策を講じればよいかを重要管理点（CCP）として定めます．この対策が正常に機能しているかどうかを常時監視して食品の安全性を確保しようとするものです．

　従来の衛生管理は，最終製品をサンプリングして検査し，検査結果が合格であれば出荷し，問題があれば出荷しないということに重点がおかれていま

した．これに対し，HACCPシステムでは，食品の原材料の生産から製品が消費者に届くまでの過程が管理の対象となり，特に衛生上重要な工程を監視して危険な原因そのものを排除し，安全な食品を提供しようとする衛生管理です．

食品の危害には生物学的危害，化学的危害，物理的危害があります．

1) 生物学的危害

食品中に含まれる病原細菌，ウイルス，寄生虫の感染またはそれらの体内で産生する毒素による健康被害で，食中毒がその代表的な例です．危害の発生を効果的にコントロールするポイントとしては，病原菌を死滅させるために加熱工程をコントロールすることなどがあります．

2) 化学的危害

食品中に含まれる化学物質による疾病，麻痺または慢性毒性の健康被害で，フグ毒，貝毒，キノコ毒などによる食中毒また農薬の残留などはこの例です．

これらの危害は，原材料を受け入れる時のチェックの強化などで予防することができます．

3) 物理的危害

食品中に含まれる金属片，ガラス片などの異物の物理的な作用による健康被害です．危害の予防方法としては，例えば金属片は金属検出器によって検出し，金属片が混入している製品を製造工程で排除することなどの方法があります．

HACCPシステムには，7つの原則があります．この基本原則に従ってこのシステムを構築することが必要です．
1. 危害分析
2. 重要管理点の設定
3. 管理基準の設定

4. モニタリング方法の設定
5. 改善措置の設定
6. 検証方法の設定
7. 記録の維持管理

　これらの原則を効果的に実施する前に，一般的な衛生管理が実施されていること，という前提条件があります．

　このような衛生管理手法が適切に実施されているかどうかを書類審査および現地審査により確認し，審査の上，厚生労働大臣が各施設ごとに承認を与えるものが，「総合衛生管理製造過程の承認制度」です．

　この承認制度は，食品衛生法で製造基準が設定されている食品を対象に導入され，製造者がHACCPシステムを選択できるわけですが，2001年末現在，この制度の対象食品としては，

① 乳・乳製品
② 食肉製品
③ 容器包装詰加圧加熱殺菌食品（缶詰・レトルト食品）
④ 魚肉練り製品
⑤ 清涼飲料水

が指定されています．

　例として挙げた牛乳には，「総合衛生管理」という文字が書かれており，上記「①乳・乳製品」の1つの例です．例えば，乳・乳製品の承認基準には，発生防止措置が講じられなければならない「食品衛生上の危害の原因となる物質」として，異物，黄色ブドウ球菌や洗浄剤などが挙げられています．

参考資料

1) 藤原真一郎：「総合衛生管理製造過程に係る承認について」，食品衛生学会誌，**38**(1)，(1997)
2) 食品衛生研究会：平成15年版 食品衛生小六法，新日本法規 (2002)
3) 松岡隆介：「総合衛生管理製造過程の審査の状況」，月刊 *HACCP*，4月号，22-48 (2002)

Q 51　食品に付いているいろいろなマークの意味は？

　食品の表示に関する制度には，法律によるもの，通達によるもの，および条例によるものなどがあることを，Q 41 で説明しました．
　これらの制度に関連するマークについて，その説明を行い，管轄している官庁や業界団体などを（　）内に付記します．

マーク	法　規（所管官庁）
JAS マーク ⓙAS	JAS 法（農林水産省） JAS 規格に合格した製品に付けられる．格付を受けて JAS マークを付けるかどうかはメーカーの任意．
ⓙAS（等級）	缶詰，ベーコン，ハム類，煮干し魚類
ⓙAS（品名・格付機関名）	手延べそうめん類
ⓙAS（等級・格付機関名）	食用植物油脂
特定 JAS マーク ⒿAS	JAS 法（農林水産省） 特別な生産方法や特色のある原材料に着目した特定 JAS 規格に合格した食品（熟成ハム類，熟成ソーセージ類，熟成ベーコン類，地鶏肉）に付けられる．生産や製造の工程をチェックされる．

マーク	法規（所管官庁）
有機JASマーク	JAS法（農林水産省） 有機食品のJAS規格による格付を受け，合格した有機食品（有機農産物と有機農産物加工食品）に付けられる．このマークが付いていないものには，「有機農産物」「有機栽培」「有機○○」「オーガニック○○」などの表示はできない．
地域食品認証（ミニJAS）マーク	地域食品認証基準（ミニJAS）（都道府県） 地域的に生産され，流通される地域食品について，都道府県がそれぞれの地域の実情に合わせて制定した基準に合格した食品に付けられる．
地域特産品認証マーク	（都道府県） 地域の原材料，技術を用いて製造された地域特産品の認証基準に合格した食品に「Eマーク」が付けられる．青森県のりんごジュース，大阪府の水なす漬，鹿児島県の山川漬などがあり，都道府県により制定された認証基準の品目数が異なる．
特別用途食品マーク	栄養改善法（厚生労働省） 栄養改善法で定められている特別な用途に適するという表示を行うために定められた基準により，厚生労働大臣の許可または承認を受けた特別用途食品に付けられる．特別用途食品には，病者用食品，妊産婦・授乳婦用粉乳，乳児用調製粉乳，高齢者用食品がある．
特定保健用食品マーク	栄養改善法（厚生労働省） 厚生労働大臣の許可または承認を受けた特別用途食品のうち，特定保健用食品に付けられる． （Q 31参照）

10. 食品の表示　205

マーク	法　規（所管官庁，協会等）
JHFAマーク	〔(財)日本健康・栄養食品協会〕 厚生労働省の指導のもとに設定した品目別の規格基準に合格した製品に付けられる．小麦はい芽油，クロレラ，梅エキス食品，プロポリス食品，キトサン加工食品など40種類の品目がある．
冷凍食品認定マーク	〔(社)日本冷凍食品協会〕 日本冷凍食品協会の定めた自主的指導基準に合格した製品に付けられる．認定工場で製造される冷凍食品について，品質検査を行う．
飲用乳の公正マーク	公正競争規約（全国飲用牛乳公正取引協議会） 飲用乳の表示に関する公正競争規約に従い，適正な表示をしていると認められた牛乳，特別牛乳，脱脂乳，加工乳，乳飲料などに付けられる．
はちみつのマーク	公正競争規約〔(社)全国はちみつ公正取引協議会〕 はちみつ類の表示に関する公正競争規約に従って，協議会の会員の商品に付けられる．
生めんの公正マーク	公正競争規約（全国生めん類公正取引協議会） 協議会の会員が，生めん類の表示に関する公正競争規約に従って，製造販売する生めん類の包装等に付けられる．
SQマーク	〔(社)菓子総合技術センター〕 菓子類の安全と品質保証に必要な種々の項目について検査し，表示内容なども審査して合格した商品に付けられる．
米の認証マーク	〔(財)日本穀物検定協会〕 小袋袋詰め精米の表示と内容が一致していると日本穀物検定協会の認証を受けた場合に付けられる．

食べものサイエンス

2003年4月16日　初版第1刷発行

編　者　古川秀子
発行者　桑野知章
発行所　株式会社　幸　書　房
〒101-0051　東京都千代田区神田神保町1-25
phone 03-3292-3061　fax 03-3292-3064
Printed in Japan 2003©　URL：http://www.saiwaishobo.co.jp

平文社

本書を引用，転載する場合は必ず出所を明記してください。
万一，落丁，乱丁がありましたらご連絡ください．お取替えいたします．

ISBN4-7821-0227-5　C1077